照亮
破碎之心

Karl Deisseroth

Projections

[美] 卡尔·戴瑟罗思　著　　吴承瀚　译

湖南文艺出版社
HUNAN LITERATURE AND ART PUBLISHING HOUSE　博集天卷
CS-BOOKY

著作权合同登记号：字 18-2023-283

图书在版编目（CIP）数据

照亮破碎之心 /（美）卡尔·戴瑟罗思著；吴承瀚
译 . -- 长沙：湖南文艺出版社，2024.10
　　ISBN 978-7-5726-1526-9

Ⅰ . ①照… Ⅱ . ①卡… ②吴… Ⅲ . ①脑科学—通俗
读物 Ⅳ . ①R338.2-49

中国国家版本馆 CIP 数据核字（2024）第 007081 号

上架建议：科普

ZHAOLIANG POSUI ZHI XIN
照亮破碎之心

著　　者：［美］卡尔·戴瑟罗思
译　　者：吴承瀚
出 版 人：陈新文
责任编辑：张子霏
监　　制：于向勇
策划编辑：王远哲　王婧涵
文案编辑：赵　静
营销编辑：陈可垚　秋　天　黄璐璐　时宇飞
版权支持：王媛媛　三　三
封面设计：别境 Lab
版式设计：潘雪琴　鹿　食
出　　版：湖南文艺出版社
　　　　　（长沙市雨花区东二环一段 508 号　邮编：410014）
网　　址：www.hnwy.net
印　　刷：北京嘉业印刷厂
经　　销：新华书店
开　　本：700 mm×995 mm　1/16
字　　数：188 千字
印　　张：16.25
版　　次：2024 年 10 月第 1 版
印　　次：2024 年 10 月第 1 次印刷
书　　号：ISBN 978-7-5726-1526-9
定　　价：59.80 元

若有质量问题，请致电质量监督电话：010-59096394
团购电话：010-59320018

献给我的家人

我为你献上多年前你出生时，

日落时分一朵黄玫瑰的回忆。

我为你献上关于你自己的诠释，

关于你自己的理论，

关于你自己的真实又让人惊喜的故事。

而我可以给你：

我的寂寞，我的黑暗，我内心的饥渴；

我会试着用未知、危险和失败来收买你。

　　　　　　——豪尔赫·路易斯·博尔赫斯《英文诗两首·其二》

推荐序

光辉的道路

概念和技术，对于科学研究，哪个更重要？这是一个见仁见智的问题。

分子生物学家Sydney Brenner认为新技术的发明可能是推动生物学进步最重要的动力。

近二十年来，生物学最重要的技术是基于CRISPR-CAS9体系的基因编辑技术。而神经生物学领域最重要的技术是光遗传学技术。

改变神经活动而探寻神经功能，是神经科学的基本研究途径之一。最早的途径可能是观察因自然创伤或疾病导致局部脑受损的人群是否有特异的表现。比较戏剧化的是因为事故，铁棒不幸插入美国铁路建造工Phineas Gage（1823—1860）的脑内，导致其性格甚至品格发生改变。

法国医生Paul Broca（1824—1880）观察到失语病人左脑特定区域的病变，提出这一区域为语言区（也称Broca区）。

研究动物脑功能，还可借助电极损毁、化学损毁等技术。

与使功能下降的损毁技术相反，有的技术可以依据电生理原理，特异刺激脑的局部，激活脑功能，它们与损毁技术相辅相成。

加拿大蒙特利尔神经病学研究所的Wilder Penfield（1891—1976）用电刺激精确定位人脑运动和感觉皮层的功能。

光遗传学技术可以抑制或激活神经细胞功能，从而在更精细的层面更巧妙地操纵神经元活性，从而了解神经细胞、神经环路参与的功能。光遗传学技术一经发明，很快便得到推广，迅速风靡全球。现在几乎每周都有光遗传学方面的文章发表。一般研究行为的实验室都用光遗传学技术。我是比较不情愿的落后分子之一，但我的实验室也采用该技术。

斯坦福大学的Karl Deisseroth是光遗传学技术方面的主要科学家之一，他同时又是精神科医生。他从临床出发，将临床实践与基础研究相结合，写出此书，值得大家阅读。

北京大学医学部毕业的吴承瀚博士，曾在斯坦福大学做博士后，与Deisseroth可称同门师兄弟。吴博士翻译此书，比一般人更有心得体会，有益于我国读者。

希望一般读者能够得到智力享受。

如果少数青少年读者因此踏上光指引的道路，投身科学研究，那就更好。

饶毅

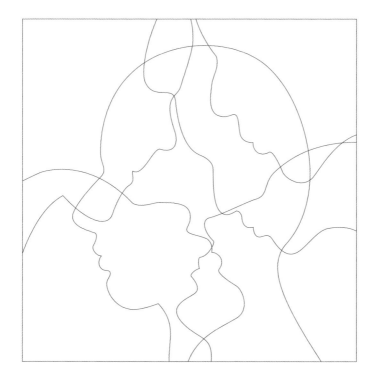

PROJECTIONS

前　言

声音、光与热之后，

是回忆、意志和领悟。

——詹姆斯·乔伊斯 《芬尼根的守灵夜》

　　在编织艺术里，经线是整体结构的锚定点，为其他穿梭来回的织线提供强而有力的结构支撑。它向四方空间投射而去，联结着那已编织的过去、正编织的现在和尚未编织的未来。 假若人类历史是一片织布，那么它的经线从东非大裂谷开始，经过数百年的延续，在冰原、丛林里，石器、铁器与散发光芒的稀土矿石联结变化。 而赋予了这些织线形状，让每一个人能成为独立个体的，是他的内在心灵。每一个人的特质，如同织布的质感和颜色，来自他生命中经历的种种，与那烦琐又可爱的大小事。接下来的故事是关于有着残缺经线的人们，以及他们裸露在外、原始又真实的心灵。

　　这本书里的所有故事都出自精神科较为严重的急诊病例。如果这本书是对人类心灵共通之处的探索，那么对那些异常精神状态的描述更应该追求真实。因此所有关于患者症状的描述都是真实的，唯有如此才能体现亲历者最真实的内在，但与此同时，为了保护患者的隐私，本书在其他细节上做出了相应修改。同样，这本书里关于神经科学技术的描述也都是真实存在的。这些技术为精神医学研究大脑提供了许多创新且独特的方法，有些听起来甚至如同科幻小说一般玄幻得让人无法相信，但是这些方法来自全世界实验室通过同行评议发表的科学论文（其中也包括我自己的论文）。

　　但即便是医学和科学加起来，也不足以完整地讲述人类复杂的内心世界。因此其中一部分故事不是从医生或者科学家的角度，而是从患者的角度，以第一或第三人称叙述，其间夹杂混乱的语言，反映混乱的精神状态。当故事在描述另一个人的内心世界——他的想法、感觉或是回忆的时候，作者不再是从科学或者医学的角度去分析，而只是从个人的角度，在沟通、理解、照护和关怀的过程中，想象、体会其中的细枝末节。从病人的角度去感知与体会非正常状态是精神科最大的挑战，其中包含了来自观察者（医生）和被观察者（病人）的主观偏见。但无论如何，那些被埋在心灵最深处的秘密声音，永远只属于那也许已经逝去的，也许永远保持沉默的，在其中饱受痛苦煎熬的和迷失的主人。

　　在理解病人的过程中，我不确定我作为医生的想象力有多重要，但是经验告诉我：现代神经科学和精神医学都有各自的局限性。在这种时候，比起利用显微镜观察等科学方法，文学带给我的某些想法更能帮助我认识我的病人。在我思考关于心灵的问题时，文学和科学对我而言是同等重要的。写作是我一辈子热爱的事，有机会时，我总想回到写作上，只是多年来它一直被掩盖在科学和医学之下。精神医学、想象力、科学技术，这三者完全不相干，或许正因为它们各自独立，它们才神奇地构成了我写作的空间维度。

本书的第一个维度是关于一个精神科医生，讲述他在临床一线工作上的心路历程与成长经历。如同一块布被磨损后，底下的线和它的隐藏结构就会暴露在外一样，基因发生突变并失去作用后，我们反而能借此推断突变部分的脱氧核糖核酸（DNA）原本的功能，通过损坏的过程，理解、还原事物完整的模样。同样地，每一个精神病人，以及他所经历的、难以理解的曲折离奇的事情背后，映射出来的其实是正常人（也许还有医生）隐藏的内在经历。每一个故事包含了关于人类内在经验和情感的想象，包括现在我们正在经历的以及前人千年来经历的每一时刻，尤其是那些不妥协就无法克服的逆境和困难。

本书的第二个维度从生命最基本、原始的结构——负责呼吸的细胞，负责运动的细胞，还有负责将机体与外界区隔开的细胞出发。作为生命有机体，我们与世界最早、最原始的分界，是由一个叫作外胚层的脆弱而单薄的结构形成的。经过不断分化，它最终构成了我们的皮肤以及我们的大脑。无论心智状态健康与否，我们都是透过同样一层古老的胚胎结构，与他人、外界形成生理和心理上的交流联系。故事从失去至亲的痛苦讲起，继而讲到对外在世界失去正常感知后产生的躁狂与思觉失调，最后讲到内在自我的瓦解：在抑郁症中失去感受快乐的能力，在进食障碍中失去为自身机体提供营养的动力，以及在生命行将结束时因痴呆症而失去自我。然而无论是史前故事还是现代正在发生的事，"感觉"这东西不会变成化石供我们研究，我们无从得知以前的"感觉"是什么样子（而我也无意成为演化心理学家），我们也无法直接观察另一个人的"内在感觉"。因此在故事的第二个维度里，我们必须运用适当的想象力来讲述主观内在情感。但在某些特殊的实验环境下，当我们可以应用科学技术去测量"感觉"时，我们就有机会一窥大脑处理"感觉"的内在工作机制。

本书的第三个维度是描述最新的科学研究成果，研究对象包括精神正常和异常状态。每一个故事背后都有实验与数据支持，我也在本书末尾部分提供了简短的参考文献（开源的参考文献还附上了网站资源链接），供有兴趣的读者徜徉科学瀚海，让没有科学研究训练背景的大众读者有机会接触和理解我们的研究内容。

因此，这本书不只是一个精神科医生的故事，也不只是对人类情感的想象，更不只是关于最新的神经科学技术而已。这三个维度只是分别代表一个透镜，让读者可以从不同角度探究神秘的心灵世界。要将三个透镜里的影像融合为一绝非易事，但谁又能说生而为人是轻松的呢？这本书最终如果能勾勒出某个象征心灵世界的低分辨率的影像，我已经心满意足。我要在此特别感谢我的病人，是他们为我提供了这样一个独特角度来探究这一切。还有和我一起经历这一漫长而昏暗，充满绝望、不确定性，又不时迷人而可爱的旅途的人们，他们所经历的痛苦，我可能知道，也可能不知道，而我对他们只有感激。

说点关于我自己和我所经历的事，或许能帮助读者明白作者本身的不完美。我，如同所有人一样，是一个主观多于客观的人，而这只是人类视角的小小缺陷之一。在成长过程中，我从没想过未来会踏上精神病学这条路，更遑论工程学。

我的童年充满了变化，从小镇到大城市，从北美大陆的东部到西部到中部，最后再回到东部，跟着我不辞辛劳的家人们——我的母亲、父亲和两个姐妹，我们每几年就搬一次家。我和我的家人们都把阅读视为人生最重要的追求。我记得有一回我们从美国东部的马里兰州开车到美国西部的加州，在路上，我每天不停地念书给我父亲听，一念就是数小时，而且连续读了好多天。我空闲的时候喜欢读故事和诗，甚至在骑自行车上学和放学的路上，我也不顾危险地在自行车把手上放本书，边读边骑。虽然我也读关于历史和生物的书籍，但是我更喜欢充满想象力的作品。直到我在求学路上碰见了另一种思想方法。

我上大学的时候，第一个选的课程就是"创意写作"，但是那一年我意外地从我和同学的聊天对话里，以及课程中了解到"生命科学"通过对单细胞，甚至最复杂的大型生命体细胞的研究，帮助解答了生物学中某些最深奥的难题。这些问题长久以来都被认为是难以攻克的。例如，一个细胞如何成长为一个完整的身体？血管里的免疫细胞如何形成、保存、唤醒免疫记忆？肿瘤的发病因素，包括基因、有毒化学物质、病毒感染等等，它们如何在单细胞层面上致癌？又如何据此提出有意义的预防和治疗癌症的方法？

将微观层面的基础研究结果，应用到宏观层面的复杂机体之后，可以为许多不同领域的研究带来革命性的突破。在我看来，生物学共同的秘密隐藏在宏观机体与微观细胞、分子结构之间。我因此萌生了一种新的想法：我想将这样的研究方式扩展到精神世界去，去研究意识、情感、语言引起的感情变化。我突然看见一条将我带向无穷快乐和喜悦的道路，如同托妮·莫里森①所形容的"流浪汉的确幸"（rogue anticipation with certainty），就这样，我找到了"真爱"。

在与大学室友（他们无一例外全都是理论物理学家）交流的过程中，我发现天文学家在研究宏观宇宙的时间和空间现象时，也有同样的感受。他们最初着眼于物质的最微观基础层面和物质在最小距离间相互作用的基础力学，研究的过程既宏伟如宇宙，又渺小如个人，而且同样是理论融汇与检验并行。

与此同时，我第一次接触到神经网络概念。它属于计算机科学的一个快速发展的分支。神经网络技术可以在不需要人工监督的情况下通过基本储存单位——如同细胞一样——完成记忆存储。神经网络以代码的形式存在，只有简单又抽象的属性，通过彼此虚拟联结，在程序里运行。从它的名字就不难看出，这个技术受神经生物学启发，而且它的影响对计算机科

---

① 托妮·莫里森：美国著名非裔女作家，1993年诺贝尔文学奖得主。

学而言深远无比，最终衍生出人工智能领域里具有革命意义的深度学习技术。今日该技术运用大量如同细胞一样的基本储存单位，影响力遍布几乎所有的信息相关产业，包括神经生物学。

大量的小东西彼此联结，似乎可以完成任何事情，只要它们之间的联结是正确的。

我开始思考是否可能在细胞层面上解决神秘如情感之物。什么会引起正常人还有生病的人内心的强烈感受，包括他们可以适应的和不能适应的感受？或者更直接地说，从生理学角度来看，在细胞和它们的联结层面上，这些"感受"的本质究竟是什么？对我而言，这可能是全宇宙中最神秘的谜题，唯一能与之相提并论的另一个难解之谜是宇宙的起源与存在的意义。

要想挑战这个难题，人脑当然是至关重要的研究对象，因为只有人类才能清楚明白地形容自己的情感。在我的观念里，神经外科医生享有直接接触人类大脑的特权；如果想要最直接地帮助治疗和研究人脑，神经外科对我而言似乎是理所当然的选择。因此，从在研究生院学习到临床医学培训阶段，我都将自己的目标设定在神经外科这个领域方向。

然而，在医学院的最后一年，我去精神科做了一次短暂的实习轮转。这是所有医学院学生的必修课，不完成就无法毕业。

在那之前，我对精神科完全不感兴趣；事实上，我觉得精神科甚至令我感觉不快。或许是因为精神科相对主观的诊断工具和方法，又或者是我内心深处隐藏着某个我尚未发现和面对的问题。无论如何，除非万不得已，我都不会选择精神科作为我的专科方向。而且在我有限的接触过程中，神经外科让我感到热血沸腾：我热爱手术室，还有那巨细靡遗、毫厘之间上演的生死大战戏码，以及缝合时那振奋人心的专注、强度和节奏感。因此，当我最终选择精神科作为我的专科时，我的朋友和家人，还有我自己，都感到相当意外。

我所接受的训练让我将大脑看作一个生物体——它也确实是一个由细胞构成、从血液获取养分的器官。但是在精神疾病里，我们无法直接观察到大脑的损伤，不像一条骨折的腿，或是一颗泵血能力下降的心脏那样直观。问题并非来自大脑的血供，而是隐藏在它内部信息交流传输的过程中，没有任何直接测量的指标，除了语言——我们和患者之间的交流对话。

精神科是围绕着生物学乃至宇宙里最难解的谜题而展开的学科，我只能用语言——我最初的，也是最大的热忱所在——去撬开一扇通往这谜题核心的大门。而这样的联结一旦建立起来，我原本的计划就发生了翻天覆地的变化。而这一切改变，如同改变人生的许多重大事件一样，都是从单一事件开始的。

在精神科实习轮转的第一天，我坐在护士站里，随手翻阅着一本神经科学方面的期刊。我先是听到一阵混乱，接着突然有一名四十多岁的男病人，高高瘦瘦，满脸稀疏凌乱的胡子，冲过一扇本应是锁上的门闯了进来。他站在我面前，我们四目相对，他的眼神里充满了恐惧和愤怒，并且朝着我大吼，我的五脏六腑紧张得蜷缩成一团。

　　我对人满嘴胡言乱语这件事并不陌生，但这一次不是在街头遇到陌生人。这个病人的精神状态看起来完全清醒，不像某些病人的精神状态像在云里雾里一样迷糊；他的言语完整而清晰，他所承受的伤害，明亮地映在他的眼帘里，他的恐惧是真实的。他用颤抖的声音——他仅剩的东西，勇敢面对他所受到的威胁。

　　而他的言语和用词，虽然不符合日常语言规范，但我必须得说，它在当下的情景中，带有一种美感。他用自成一格的文法、词汇，充满创意地表达了他极大的痛苦。虽然我们素昧平生，他依稀感觉受到侵犯，但他仍以超越常规句法和惯用语的语言形式直接面对我。他说出了一个全新的词，听起来很像我多年前在乔伊斯的作品里读到的一个词：telmetale①。《芬尼根的守灵夜》正在一个禁闭病房里重现，病人讲述着比皮肤、比头骨、比茎干、比石头更深奥的东西。我惊讶地张大嘴坐在那儿，他一边说，我如同醍醐灌顶。因为他，科学和艺术在我内心同时激荡着，而且它们并非两个并行独立的个体，而是融合为一的东西：稳定又必然，如朝日光辉不可控。这是个让人震撼的时刻，万物归一的时刻，也是我第一次体会到醍醐灌顶的重要时刻。

　　之后我得知他患有一种叫作"分裂情感障碍"的精神疾病，一种同时具有抑郁症、躁狂症和精神分裂症主要症状的可怕疾病。我同时也学到：

---

　　① telmetale是詹姆斯·乔伊斯《芬尼根的守灵夜》中的自造词，可解为"tell me tale"（告诉我关于……的事）。——编者注

这个疾病的定义其实一点也不重要，因为疾病分类对治疗几乎没有影响，临床上只能对症下药，而且缺乏背后的科学根据。没有人能从生理学角度来回答这个疾病的本质究竟是什么，或者为什么这个人会得这个病，又或者为什么人类必须经历如此怪异又可怕的状态。

即便问题看似绝望，我们还是会试图去寻求答案，这是人性的一部分。对我而言，在经历了那一时刻以后，我只能头也不回地继续前行，而且当我学得越多，我越发专注。当年我就正式将精神科作为我的专科。又经过了四年的精神科临床培训，专科考试以后，我在同一所大学的生物工程系里成立了一个新的实验室。这所大学就在硅谷的中心，我也毕业于这所大学的医学院。我计划一边帮患者治病，一边研发新的研究大脑的工具。我希望我至少能够提出些新的问题来吧。

人脑看似复杂，但它和身体其他器官一样，都是由细胞组成的。毫无疑问，它们是非常美丽的细胞，包括超过800亿个专职传导电流的神经元，每个神经元的形状如同冬天里光秃秃但枝干繁密的树，而每个神经元又会和别的细胞组成成千上万个名为神经突触的化学联结结构。微量的电活动，会通过一个叫作轴突的神经纤维——导电的纤维外部有脂肪包绕，并且形成大脑里的白质结构——不停地在细胞间传递。每一个电脉冲持续时间只有一毫秒，只有一皮安①的电流强度。人脑的所有功能都是通过电

---

① 一皮安为一万亿分之一安培。——译者注

与化学相互作用而实现的，包括动作、记忆、思考、感觉，这些又都是通过细胞完成，而细胞正是可以被我们拿来研究、阐明、改变的对象。

如同生物学其他近代分支学科一样（比如免疫学之于癌症），想要更深入地在完整的大脑里进行细胞层级的研究，首先得发明新的神经科学研究方法。在2005年以前，我们还没有方法可以准确地在大脑里诱发某些特定细胞的电活动。当时细胞层面的神经电生理研究主要仰赖观察——在不同行为下透过电极倾听细胞放电。这已经是一个非常有价值的研究方法，但是我们无法通过在特定细胞里诱发或阻止放电活动，进而研究细胞层面的电活动对大脑和行为的影响，例如人的感觉、认知和行为。我的实验室在2004年创立之初研发出来的光遗传学技术，目的就是解决这个问题：如何能在特定细胞里准确诱发或抑制活动。

光遗传学技术的第一步就是生物学里天马行空的想象：将某个体外物质——一种特殊的基因——从一个生物的细胞运送到另一个生物的细胞里去。这个基因只是DNA的某个片段，可以指挥细胞去生产某个蛋白质（一个能完成细胞特定工作的生物分子）。在光遗传学技术里，我们从许多微生物（如细菌和单细胞藻类）那里，借用了它们的基因，并且将这个体外物质运送到其他脊柱动物（比如小鼠和鱼）的大脑细胞里去。这听上去是件很诡异的事，但其实它带有清晰的逻辑性和目的性——我们借用这组叫作微生物视蛋白的基因，将其运送进神经元，而它立马就能生成一个可以将光转变为电流的特殊蛋白。

正常情况下，这些蛋白被它们的原始微生物宿主用来将阳光转换为电信号或者电能，从而指导水里的藻类细胞游向阳光最适宜生存的地方，或者在某些古老的细菌里，它们能创造环境将光转换为能量。相较之下，大部分动物的神经元对光都不会有任何反应，因为没有这个必要——头骨里是一片黑暗，无光。通过光遗传学方法，我们使用基因技术让大脑里特定部位的神经元生产这些外来的微生物蛋白，这些拥有微生物蛋白的脑细胞就变得与它相邻的细胞不太一样了。此刻只有这些被基因修改过的神经细胞能对光做出反应，而这就是运用光遗传学技术的结果。

因为电流是神经系统里传递信息的基本单位，当我们通过一根细小的光纤或者全息显示器投影，将激光投射进动物的大脑里，通过这些已经被修改过的神经细胞去改变电信号，动物的行为也会就此发生惊人的变化。借此我们可以探索目标细胞完成大脑特定功能的能力，比如感知和记忆能力。最终的结果证明这些光遗传学实验在神经科学领域非常实用，因为如此我们可以将局部的单个细胞活动与大脑全局联结在一起。如同单个词语只有存在于完整的语句里，才能在沟通过程中表达出它恰当的意义一样，我们终于得以在适当的环境下展开因果关系的研究——利用存在于完整大脑里的细胞，介导机体每个行为背后的复杂功能，以及各种功能障碍。

大多数实验都是在小鼠、大鼠和鱼类身上进行的，这些动物体内有许多神经系统结构和我们人类十分类似，只是人类的更高等一些。这些脊椎动物和我们一样有感觉，会做决定，有记忆，拥有行动能力；只要通过正确的观察方式，就可以揭示人类大脑结构的内在工作机制。借用和我们在进化链上同源，但几乎从起源时就往不同方向演化的生物体——一个从起源时就定锚在生命的经线之中，在进化过程中形成的微小而古老的成就——一项探索大脑之谜的新技术就此诞生。

我的团队紧接着研发了另一项叫作水凝胶组织化学的技术。我们以在完整大脑里达到细胞级别分辨率为目的，并在2013年首次发表了这个研究方法，当时取的名字是CLARITY；自那时起许多类似的方法应运而生。这个技术采用化学方法，在组织细胞里形成透明的水凝胶——一种柔软的水基聚合物。这种物理性质的变化可以让完整的组织器官，比如原本稠密不透光的大脑，变成透明状态，如此一来便可以透过高分辨率成像技术，直接观察细胞和它们内部的生物分子。所有令人感兴趣的部分都在原处，维持着原本的三维结构，让我们尽情观察。这不禁让我回想起我小时候爱吃的一种甜食：让人可以一眼看透的透明果冻和里头缤纷的水果片。

光遗传学技术和水凝胶组织化学技术的共通点是让我们可以直接观察完整大脑，研究个别结构和脑功能的关系。无论大脑是在健康状态还是病理状态下，我们不再需要拆解和破坏脑神经系统。我们可以直接在完整系统里进行必不可少的细节分析。这两项技术以及从中衍生出的其他众多方法，帮助全世界对大脑神经回路有了更全面的认识，带来的惊奇和影响远远超过科学领域。

通过这个方法——结合其他实验室在显微镜、基因、蛋白工程领域发展出的科技突破——科学界现今获得了无数关于细胞如何介导脑功能和行为的看法。比如研究人员找到了从大脑一端投射到另一端的轴突连接（如同一块织布里的经线，与无数其他穿梭而过的纤维缠绕在一起），通过它，大脑前额部与大脑深部负责处理强烈情感（例如恐惧和寻求奖赏）的部位发生联结，借此抑制被这些强烈情感驱动的冲动行为。这些发现之所以能实现，是因为我们现在可以在实时状态下，在动物进行复杂行为时，以快如思维和感觉的速度，对动物的脑内投射路径中清晰的神经联结进行精准控制。

这些深埋在大脑里的轴突帮助我们明确大脑状态和进行情感表达。在我们把对内在状态的认识拓展到如此精准的生理层面以后，我们也对人类的过去、人类的进化有了更深的了解。当我们还在胚胎发育期和婴儿时期时，大脑结构形成之初，基因就决定了它的未来发展方向，而也正是基因在过去千年进化过程中塑造出了人类大脑今日的模样。也因此，从某种意义上来说，我们的内在纤维是从史前人类起就扎了根的遗产，通过它，我们的祖先得以存活下来，而如今它穿越时空，又投射到我们身上。

这个通向过去的联结并不是什么魔法，这与卡尔·荣格所说的跨越时间和遥远先祖产生神秘联结的"集体无意识"交流完全不同。它起源于脑细胞结构，而脑细胞结构是我们的祖先留给我们的生理遗产。我们今天所拥有的这些神经联结（同时也是我们的研究对象），虽然个体之间存在差异，但大多数都来自适者生存法则下得以存活、延续的祖先。他们控制大脑结构的基因也一路传递下来，传到现今的我们和其他哺乳类动物身上。所以我们和我们祖先的感受可能十分相似，这绝非偶然，因为这些感受在某些时刻、某些环境下，曾经对我们的祖先具有至关重要的意义。

这些内在结构最终通过生存意志（再加上一点点运气）传到了我们身

上；人性——包括我们的感情、我们的软弱，都来源于它。

现代神经科学惠及的范围已经延伸到解决人的脆弱与缓解人的痛苦：从通过大脑环路上新发现的因果关系知识，以及背后的细胞机理，指导人们利用大脑刺激疗法来治疗疾病，再到探索与精神疾病相关的大脑环路中基因所扮演的角色，乃至单纯地为某些长期被病痛折磨、被疾病污名化的病人带来希望。科学的进步为临床判断提供了重要的思考方向，这是基础科学研究的价值，但这不是什么新观念。因为我的临床工作同样为我的科研思考提供了强有力的指引。精神医学反过来推动了神经科学的发展，仅这一点就令人振奋。以解决人类所承受的病痛与苦难为志向的精神医学，与基于小鼠和鱼大脑的神经科学理论，竟然相辅相成地发展。神经科学与精神医学彼此帮助，利用彼此所拥有的资源共同发展，在更深的层面上彼此联结着。

回看过去这十五年获得的发展和突破，我不禁会回想起最初对精神科完全提不起劲的自己。那次在精神科病房的意外遭遇——病人的喊叫声，恐惧感，通过他人之眼体验现实的脆弱——深深地影响了我，我有时会问自己，如果那时的我在某种机缘巧合下已经准备好，并且积极而正向地面对那次意外，那么那次事件不过就是一场让人不舒服的遭遇而已。因此个人的领悟可能来自任何意想不到的事，科学上的发现也是一样。对我来说，那次意外教会了我"先入为主"是多么危险。我们必须和人直接接触，才能真正找到任何近乎人性的东西。

　　此外，还有另一层面上的意义。光遗传学技术的研究向广义的政治和社会层面说明了纯科学的价值。我们今天能利用光遗传学技术去阐述情感和精神障碍，前人所做的关于藻类和细菌的研究至关重要，这些研究都是一个多世纪以前就开始的，而那时它们不可能被预料到今天会有这样的发展和应用。科学领域的日新月异，在过去不停上演，未来也还会不断发生。光遗传学技术的故事告诉我们，科学不应该过度以转化为目标，甚至不应该过度地以探索疾病相关的问题为目的。我们越尝试去主导研究方向（比如将公共研究经费过度集中在某个特定的、与潜在治疗方案相关的大型项目上），我们越有可能会延缓科学进展。而那些尚未被发现的领域，那些真正可以改变科学发展进程、人类思想和人类卫生健康的想法，反而因此被埋没。来自意外的想法和影响不但重要，而且是必需的，无论对医学领域、科学领域，还是对身处在世界上，试图追寻各自方向的人们而言。

　　即使时间已经过去这么久，最近我不时还会想着去联系那位分裂情感障碍患者，那位令我第一次怦然心动而觉醒的人，想象和他坐在一起，平静地聊聊天。接受一个不可能发生的事，与精神分裂谱系障碍的本质相差不远。所以他那次在护士站的爆发，最终竟推动了精神医学与神经科学的发展，也许他并不会感到意外。我们那次的对话，于他于我，只是在真正意义上证明了一件事：即便他承受着极大的病痛折磨，他的经线和我的经线其实也并在一起，在某个角度、从某个方向，一同交织在人类共同的体验这块织布里，而在这块织布上，他的病痛也就是人性的一部分而已。

C o n t e n t s　　目 录

当我问他关于未来的计划时，他的眼前只有虚空。他连未来几分钟的事都无法预见，未来如同一堵看不见的、无法突破的、无形无相的白墙。

哭泣发生的那一刻，其实是悲伤的眼泪和更神秘的快乐的眼泪发生了奇妙混合。当我们同时感受到希望与脆弱时，我们才会流泪。

他读了关于牺牲者的故事，渐渐把注意力集中在两个人身上，一个父亲和一个女儿，父女关系是他此生未曾有过的。他的脑海里出现了一个画面，画面中呈现出越来越多的细节，然后亚历山大开始向家人们叙述他想象中的这对父女的最后时刻——他的大脑已经神不知鬼不觉地开始重塑。

第三章
边缘型人格障碍

━━

十九岁的亨利，被发现裸着身子在公交车车厢过道上打滚。当医护人员抵达现场时，他告诉他们，他正想象自己在吃人，而且看见自己浴血、吃肉的画面。

我们随时都能放下快乐，但是我们无法同样轻易地忽视痛苦。或许正因为如此，比起快乐，痛苦更容易成为指导行为的强大力量。

第四章
精神分裂症

━━

"好吧，我们来谈谈现在的情况吧，"他说，"你愿意在我们解决这些问题时，继续留在医院吗？如果不愿意，假如我们可以让你出院，出院后你会做什么？"

温妮想都不用想，这太容易回答了：她不会再在工作中引起麻烦，这显然是个错误。她会回家，继续她的假期，拆完朝东的那面墙，同时把天花板也拆掉。她在顶楼，所以很安全，对任何人都没有风险。"我不会留在这里，"她告诉他，"有太多事情要做。我会回家去，完成我的法拉第笼。"

照亮破碎之心
p r o j e c t i o n s

第五章
厌食症

━━━━　━━━━

厌食症和贪食症这对致命的盟友和对手同时被憎恨和被拥护，它们都是疾病，是欺骗和奖励纠缠在一起的结合体。比起大多数精神疾病，它们更远离医学和科学所能触及的范围，其中一部分原因是病人和疾病之间存在某种伙伴关系。它们有时彼此碾压，有时彼此敌对，有时又彼此坦诚相待：它们与病人的伙伴关系，如同现实世界中的人际关系，就在这强与弱的反复辩证过程中，最终锻铸而成。

第六章
痴呆症

━━━━　━━━━

当我伸手开门，已经看见病房外走廊的时候，我听到身后有一个声音："这将会是一个漫长的夜晚。"我在门前愣住了。在没有提示的情况下，一个完整的句子出现了；从这位之前根本没有主动说过话，在催促下每次也只说一到两个音节的病人口中说出。

"这将会是一个漫长的夜晚。"这是他说的最后一句话。

第一章
抑郁症

当我问他关于未来的计划时，他的眼前只有虚空。他连未来几分钟的事都无法预见，未来如同一堵看不见的、无法突破的、无形无相的白墙。

哭泣发生的那一刻，其实是悲伤的眼泪和更神秘的快乐的眼泪发生了奇妙混合。当我们同时感受到希望与脆弱时，我们才会流泪。

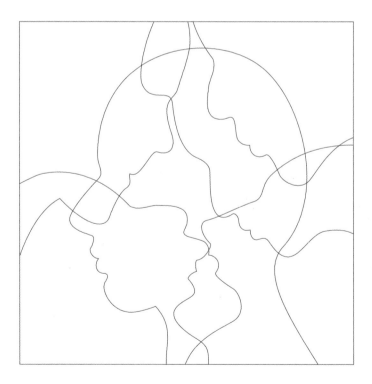

星星之间的线条笔直而迅敏。
夜晚，不是他们哭泣的摇篮，
哭泣者搅动着海洋深处的言语。
这线条太黑暗、太锋利。

此处的心灵臻至纯洁，
落单的银色叶子上见不到月亮。
躯体不再被看作躯体，
只是一只检视自己黑色眼睑的眼睛。

——华莱士·史蒂文斯 《塔拉普萨的星星》

马泰奥告诉我的故事，我必须经过抽象化处理，把他精神状态的画面扁平化，像是把救护车上的担架床折叠起来一样，如此我才能把它存放在我的脑海里。这样做可以帮助我不去想他在那场翻车事故里，被车上的安全带倒挂了多长时间，不去想当他看着身旁的家人渐渐死去时有多无助，我只想要一个瞬时，一个静止的画面。

或者，我可以把马泰奥这个人简化处理，减少他的维度，降低他所占据的储存空间——在我的脑海里将他身为人的质感压缩成一个二维平面。然后我才可以将他的故事和我听到的、看到的其他类似的故事捆在一起，如同一叠旧报纸，去掉所有属于个人的东西。如此一来，我就能把苦难总结成一个比较容易处理的物品，一个属于成千上万人的物品。"我不知道我为什么哭不出来"，这是他的开场白。在他说完他的故事以后，我知道这只是又一个关于一个人的世界被毁灭的故事而已。

医学训练过程中并没有一个正式的操作规范流程，专门用来保护暴露在这些极端负面事件下的医生的心理状态。医生、护士、战士、救灾人员为了能够面对各种极端的人类苦难与折磨，他们必须学会自我保护。他们面对的不光有痛苦，还有痛苦的无穷延续——残酷无情地坠落在一个无底深渊里，日复一日，年复一年。如果没有自我保护机制，这是不可能长久持续下去的。

面对一个痛失至爱之人，我们的自然反应是去和他发生深刻而全面的联结，希望可以借此明白这个不幸事件对他的意义，重建他人完整而复杂的内心世界。但在某些极端可怖的痛苦经历里，如果我们将视野缩窄，保留同理心，在病人混乱如麻的生命中找到某一个点，再从这个点入手去帮助病人重塑生命的颜色和形状，可能会更有效。

有一点很重要：虽然全盘审视是可行的，但是这样做并不会将不幸事件合理化。而且在这些痛苦的时刻，投入很深的感情对精密工作并不会有帮助，无论是在脊梁骨上做腰椎穿刺，还是在精神科疗程中引导出无法用言语形容的感觉。我们的思考维度会自然扩张，有时甚至是在毫无警觉的情况下发生，例如在开车回家的路上，或者和孩子在一起的时候，突然哭起来。直到那时，病人的人生、病人的梦想，各样线条的轨迹虽然看不见，但它一直在那里，从锚定点和来源出发，经过了一段旅途和关系，直到灾难和冲突发生的那一刻，霎时停止。

每一个不幸事件对医生来说仍旧感受强烈，每一个承受苦难的人仍旧被医生小心翼翼地捧在心里——每一个在车祸中失去至亲后惊慌失措的父亲，每一个在孩子被诊断为脑癌后拼命寻找词语应对的母亲，他们需要的是医生的照护。在一个医生的培训阶段和职业生涯早期（或者在某些情况下，更晚些时候），当累积的病例数量还比较少的时候，一次单一经历足以像暴风一般，击垮这个医生的内在自我。在这一内在自我中，可以看到、感觉到他人的内在形象，也存放着所在乎的人的影像，这些影像富有纹理，像是映着火光的大堂壁上的挂毯。如果我们是城堡，内在自我就是自我的隐藏空间，是坚固无比的避难所。

我应该准备得更充分，但当时并没有任何警告，告诉我我的避难所看似坚固，其实却是多么不堪一击。在遇到马泰奥之前（当时我的身份是正在值班的住院总医生，被叫到急诊室来评估他），我已经好多年（从我成为一个年轻且毫无经验的医学院学生以来）不再因为自己的同理心而受伤。以前我的情绪只局限在医学院里，作为一个医学院学生，当时的我相对更容易受情绪影响：我在医学的殿堂里才刚成年，还无法下达任何指令或开处方，我一边学习这个领域的语言，一边作为一个单亲父亲，在外面的世界里独自抚养我的孩子。

我第一次受伤，且伤得最深的那个夜晚，是在多年前我尚未遇到马泰奥时。当时我在我们儿童医院的儿科值夜班。那天晚上并不算特别忙碌，我的第一份差事是将一个有囊肿性纤维化病家族史的患者收入院，记录他的病史。这是那天晚上即将来临的事件的前奏。病人是一对三岁的双胞胎，因为呼吸困难而来。孩子们呼吸十分费力。

那一家人是老病人了。我们之所以会这样形容，是因为他们过去多次入院，父母都是看病经验丰富的老手，经验丰富到我才刚开始问问题，他们就已经把答案告诉我了，经验丰富到他们已经在办离婚手续。

　　在这对双胞胎出生以后，这对夫妻才发现他们结婚背后隐藏的缺陷。在大多数囊肿性纤维化病家庭里，父母都没有任何症状，但是各自携带了一个突变基因。哺乳动物身上几乎所有基因都是成双成对的，如此一来，若有其中一个基因受到损伤，只要另一个正常基因能维持健康状况，也不会有任何疾病症状显现出来。

　　这对父母都是囊肿性纤维化病的健康带原者，本人通常都不知道有这个问题存在，直到孩子带着一对有缺陷的基因出生。那天晚上他们告诉我他们离婚的决定，原因也很简单：两人都还相对年轻，出于实际考量，两人决定分手后，各自再和一个非带原者结婚，以此保证家庭的健康。但与此同时，在他们向人口基因学发起挑战之前，我得先在混乱中处理好哭闹尖叫的双胞胎病人。我一边有耐心地收集我需要的信息，在嘈杂的背景声音下问清楚他们的病史，一边完成病人收入院的过程。

　　到了午夜，一切总算恢复平静。也就在这时，我听说有一个从外院紧急转诊过来的病人——一个叫作安迪的四岁小女孩，被发现脑干异常。

　　我背负着这个伤痕，度过了好多年；这是一个深深的伤痕，或许比我想象的还要深。或许它已经不只是伤痕，而是完全穿透了我内心深处的某个东西。我帮忙把安迪收入院。她非常可爱，天真无邪的神情，扎了个高高的马尾辫，跪在她的病床上，整理她的布娃娃玩具。她的双眼有点斗鸡眼，其中一只眼稍微向内斜视。那天晚上在家里和家人一起玩接球游戏时，几乎没有人注意到这件事。那天安迪玩得比平时还要晚，这带给她的兴奋和快乐，也几乎淹没了这个小小细节。只不过是傍晚出现的复视问题，引起了家人的一点点担心而已。

虽然我是为了这个病例而组建的团队里最不重要的人，但我发现自己很快深陷其中。所有人都挤在住院部讨论室里。会议开始时，我靠墙站着，随着情绪上的冲击变化，我发现我不想坐下，连把我的身体重心从抽筋的脚移到另一只脚上都不愿意，我就这样一直僵在原地，直到接近清晨破晓，会议结束。

她的父母带来一张灰色长方形胶片，是她的脑干扫描影像，他们讨厌这张胶片，却又将它紧紧抓在手上，这是他们从山谷深处的外院转来我们医院的凭证。他们带着那张片子来到这间没有窗户的讨论室，现在那张片子被放在一个灯箱上，像一首灰暗的安魂曲。安迪的父母双眼泛红，噙着泪水，坐在我对面，但是他们似乎身处在另一个空间里，在满是人的房间里显得如此孤独。负责记录的医生，一个小儿神经肿瘤科主治医生，坐在我的左手边，身体向前倾。他大半夜被用传呼机叫来医院，不是为了某个操作，或是为了做出某个临床决定，其实那天晚上没有任何事可做——他来，只是为了将我们检查的结论，还有阅片的结果，告诉这家人。

语言是神经内科医生那天晚上唯一的工具。他向前倾着身子，连续好几个小时，整个晚上没有看我或者任何其他人一眼，他的话只为了这个人满为患的房间里的两个人，只为了那对父母，只为了他们。

复视这个症状对我们而言并不神秘。片子上已经发现问题，也知道原因了，有道阴影落在她的脑桥上。

在脑干，即头骨的基底平面上，有一块由各类细胞和纤维组成的突出结构，叫作脑桥。脑桥的上方是大脑，是我们身为人的一切起源，而脑桥的下方，出了颅骨，就是脊髓。脑桥作为联结二者的致密结构，至关重要。脑桥的拉丁文"pons"的意思就是桥梁。如果行经脑桥的神经纤维被打乱，医生不需要断层扫描或者磁共振检查，不需要医学影像学的帮助，只要用肉眼观察病人的眼睛就能发现异常。

安迪有斗鸡眼，但只是其中一只眼向内，这是因为一条小小的叫作外直肌的肌肉失去了正常作用。外直肌，顾名思义，负责将眼球向外旋转，比如看着一颗棒球向外飞去。安迪的这条肌肉不再接收来自大脑的指令，因为专职传送信息的神经失去了反应。

我们人总共有十二对脑神经从大脑延伸出颅骨。其中第六对脑神经叫作展神经。被神经解剖搞得晕头转向的医学生都特别喜欢它，因为与其他走行曲折离奇、到处分叉的脑神经相比，展神经的走行路线笔直到近乎异常。展神经，又被亲昵地称为"简单的六号"，只有一根神经，连接到一块肌肉——外直肌——上。它只有一件工作，负责将眼球向外旋转。展神经的路径位于脑干的同一侧，带着它唯一一项任务，趋向脑桥深处。

但是今天晚上，展神经扮演了另一个角色：它将脑干里的异常情况汇报出来。我们通过在片子上看见的横跨在脑桥上的黑暗形体，进一步明确了诊断。脑桥一侧的神经纤维遭到破坏，所以眼睛无法再同时转动，完成协同工作。

正常情况下，双眼的协调运动是件美妙的事。包括我们在内的灵长类动物通过双眼协调运动，一起面对外面的世界。两只眼睛同时接收来自大脑的同一指令，比如在黄昏的山坡上看着父亲丢来的球。但是两只眼睛各有各的形状和角度，而且之间没有联系。一切都得在最完美的协作下，双眼才能一起联动，不至于产生复视。

生物工程学家尤其喜欢这样的结构，将其视为设计挑战。在生物界，这样的同步与对称象征可靠、均衡与健康。两个感受器，两只眼睛，在刹那间取得平衡。生物体系里一定会发生通信失败的情况——噪声、各种变数、混乱，有时候错误信息甚至是有利于生物体的。也因此，在每一个生物体系中，都需要反馈机制来进行检查和调整工作。在生命之初，在我们还没有察觉以前，复视作为一个错误信息，被传送到大脑里。大脑会根据这个错误信息进行修正，调整通过脑神经传递到眼球周围肌肉的信号，如此反复、缜密地微调，直到重影消失。

在问题再次出现以前，我们眼里的世界都将维持正常。今晚这样的问题降临在这个小女孩身上，而且这次它再也无法恢复原有的平衡。当这对脑神经中的任意一条出了任何一点差错，就表示有入侵者来了，背后的疾病也跟着显现出来。随着阴影的扩散，经过脑桥的神经纤维受到的破坏越来越严重。在这个位置上，不会有别的脑神经一定是展神经，十二对中的第六对。脑干肿瘤里，永远是第六对脑神经第一个发出如此直接的警讯，如同在边界上站岗的部队，刚听到遥远的马蹄声，就立刻发出警报。

主治医生非常谨慎小心，并没有在那天晚上明确给出预后判断。但是根据我在课堂上和病房查房时学到的知识，我知道死亡已经朝她走来。这是DIPG，即弥漫性内生性脑桥胶质瘤，而她还有六到九个月可以活。她的父母已经依稀察觉到有问题，但是并不完全明白它的严重性，他们不知道具体数字，但是感觉到某个不好的东西即将成为现实。一个纤维样的入侵者进入了他们的内心世界，它将自己包裹其中，缠绕住他们的每一个想法，每一分感觉，每一丝气息，直到生命本身。他们的话语干巴巴的，让人窒息，仿佛是从他们的喉咙深处分泌出的黏稠物质。

我知道还有一件更糟的事，但是他们当时还不清楚，那就是这个病的死亡过程。几个月内安迪就不能再说话，不能再活动——全身瘫痪，只有眼睛还能睁开。她的意识依然清楚，依旧聪明伶俐，还能像今晚一样感知到所有事情。在肿瘤的侵袭下，她的脑桥逐渐失去正常机能。这是闭锁综合征，一个噩梦般的状态。

一切在瞬间发生天旋地转的变化。原本只是一个平常的夜晚，因为女儿的复视，去见了当地医生一趟。我的第一个孩子马上满四岁，和她的年龄差不多——我难以让这个想法在我的思绪上驻足停留。那天晚上，每当这个想法浮现在我的脑海里时，出于恐惧，大脑会开始处理别的东西，将这个想法给关上，如同关死一道厚重的闸门一样。别看，别发生联结，连当时的我也知道，这是一个原始的、不成熟的防御机制，但至少暂时有效。

在接下来的几天时间里，一种全新的悲痛感出现在我心里。我学会将那扇闸门打开，就开个缝，让微微的光线透过，但是当我把安迪和我的儿子连在一起，光是这样轻轻一瞥，愤怒的眼泪就会忍不住流下来。我对这个疾病产生不理性的愤恨，对DIPG的存在感到狂怒。而安迪父母的悲伤，又必定远超我的想象。这个世界上应该存在某种希望可以击败这个邪恶的疾病；这个世界上应该存在一个希望给安迪才对。

当我深陷这种负面情绪的时候，突然有个想法萌生——有些人能每天面对这样的生活，但我不能；我无法在医学领域继续待下去，我无法一辈子都面对这样的事。我得退到一个避风港，即我的实验室去，我说服自己，这个我熟悉的科学港湾，是一个没有小女孩会死去的地方。

这个充满悲伤、愤怒、不切实际的希望，打算退缩的想法，如暴风雨，随着时间流逝渐渐减弱。我开始疗伤，但仍然是通过非常不成熟的方法，逐渐把伤痛用一堵墙隔开，如同在感染的伤口上结的痂。我停止寻找希望；我的想法是，这个世界需要的不只是希望而已。

我们无法为安迪做任何事。面对DIPG，没有手术能安全地避开脑桥和与生命、呼吸、运动相关的神经纤维，没有化疗或放疗手段有长期疗效。我和安迪的父母一样，面对她的疾病束手无策。它像是黑暗幽灵一样笼罩在脑干上，隐身在皮肤和头骨，还有那层薄薄的膜——我们叫作硬脑膜的结构之下。硬脑膜像是一个慈爱的母亲，仍旧保护着安迪的大脑。

当我停止寄托于希望以后，我的眼泪也旋即停下。我将注意力转向外面的世界，放在生活的小细节上。我在儿科的轮转结束，我再也没见到安迪。这是无法承受但终究由我背负很久的伤痕。我明白，虽然没有亲眼看见她的结局，但她仍然被我记在心里。

直到今日，那些感觉仍渗透到我身体的每一个部位——我现在必须停笔，不然我会流下眼泪。那时的内在状态一直在那儿，随时准备回归，虽然我的感情已经变得更温和而复杂；世界改变了，我也改变了。但我内心深处还存有其他许多人的影像，他们与安迪结合在一起。

现在那些回忆，伴随新的科学发现，被我一起织在心里。随着光遗传学的发展，我可以一窥大脑内在的工作机制，探索内在情感状态是如何在细胞上形成的，同时测试每一个零部件在其中所扮演的角色。研究方法是通过在一个有机生命里，重新创造出另一个有机生命的一部分，让新创造出的这部分能在接收它的生命体内存活下去，并且与之融为一体。新的那部分——一段基因，会为宿主提供一种全新的行为模式，如同一个新的想法或者体验所能提供的一样。

一个生命体跨过边界进入另一个生命体，在生物界中是相当平常的事。它有时候是自发的，有时候是故意为之。它可以是一个单细胞生物，只带着所有生命共有的精华——DNA，基因的蓝图，活着的酸性物质——包裹在一层薄薄的脂肪层中，像是一叶脆弱的生命之舟，来到边界线上。这是地球上生命的故事，随时随地都在不同形式下发生。但是通常情况下，跨界的路途遥远，或是边界厚实得让人生畏。因此，对跨界存在的生命体来说，基因跨界的概率更高。

地球上每一个植物和动物生命的存在，包括人类的生命在内，都得感谢来自另一个生物王国的旅行者——一个叫作古细菌的古老微生物。是它在二十亿年前，在旅途中进入了我们祖先的细胞里，把可以将氧气转化为能量的神秘技术传授给他们。这些旅行者是入侵者，在破坏细胞屏障以后进入其内，它们的目的只是掠夺吗？抑或我们祖先的细胞才是真正的侵略者，四处猎食，将这些生活自由又懂得将氧气燃烧成能量的生命体吞食进体内？

无论如何，结局就是一个生命体越过了边界。如此跨界移动对双方来说都有风险，但如果大的生命体能学习并保留小的生命体，而非破坏它，一种新的生命体将从原本危险的跨界行为中诞生。以我们人类为例，我们就是如此才获得生命的气息。

当两种生命体忽然被凑到一块儿时，他们必须同时进化，彼此适应对方的缺点和怪癖。只要这两种生命体的结合不致引发即刻的灾难性变化，它们有几亿年的时间去适应对方。遵循达尔文物竞天择理论，这两个生命体分别存活下来。如今，他们的结合体会在同一股力量下，继续进化下去。

双方结合以后，各自的亚文化也可以被保留下来。那些小小的氧气燃烧器变成了我们的线粒体，这是每一个细胞里的能量工厂。线粒体的来源非常古老，古老到连生命的基本语法——DNA，都像是地方方言一样，和我们的系统存在着微小差异。而且在和我们共同生活了几十亿年以后，它们仍旧保有自己的母语系统，供内部使用。同时，为了生存这个共同目标，也为了更好地适应我们的体系，这些微生物做出了无数改变。我们亦然。我们和它们，彼此都需要对方——它们已经成了我们的一部分，永远不会再分离。

这些显微镜下才看得到的迁移活动——从微生物到动物，或者从微生物到植物，对地球有深远影响。这些活动可以导致星球上能量流向的变化，从太阳到植物到动物，进而引发地球地貌的变化。这样的迁徙活动时常发生，但只有一部分会延续下来。虽然成功率近乎零，但是宇宙有几十亿年的时间来让它运作。随着时间的流逝，概率再低也终将成为必然。

但是在过去十五年里，人类通过光遗传学技术这条捷径，微生物的DNA再次回到了动物细胞里。这些微生物基因的目标不是我们自己，而是实验室里的动物；不是在生物王国里纯凭概率乱枪打鸟，而是在科学家的介导下，通过科学假设与方法加速基因信息的传递，将生命之树上的不同分支桥接在一起。

今日，为了更加精准地控制大脑里的细胞，以探索大脑内部无比奇妙的细胞之间电流脉冲传递与工作的机制，我们用科技取代了随机推动进化的那双手。我们不想再等十亿年了。于是我们将自然界里常见的一个微生物的DNA——来源同样古老——直接放进哺乳动物的神经细胞里。这么做是为了利用这门微生物拥有的一个如同炼金术般的特殊能力——将光，而非氧气，转化成能量和信息。它们是透过一组叫作微生物视蛋白的特殊基因，来完成将光转化为细胞表面跨膜离子流的任务。而离子流——带电粒子的运动，恰好正是神经细胞激活和失活的天然信号。

大部分神经元不会对光有如此反应。但其实它们需要的只是这组外来的微生物视蛋白基因。再加上科学家提供的一些零部件——可以将视蛋白放进某具体细胞的基因工具（如此才能确保只有这些细胞对光有反应，其他细胞对光不会有反应），以及可以将激光送进大脑的特殊技巧（透过光纤和全息投影技术，将光线准确照在某些细胞上）——光遗传学技术就此诞生。

通过这门技术，我们可以隔着一定距离，将一束光照进大脑里，直接诱发神经细胞的电活动，如同指挥家指挥交响乐团演奏一样。如果大脑功能，包括感觉、知觉、运动功能，是一首乐曲，那么脑细胞就是十分之一微米大的音乐家。每一个哺乳动物的大脑里有数百万到数十亿个这样的音乐家。光遗传学技术使用光来指挥神经环路的活动，引出一曲自然界的音乐；动物根据来自大脑里不同群体、不同种类的神经细胞，完成任务。

光遗传学技术将我的两个病人——一个小女孩和一个年轻人，安迪和马泰奥——拉在一块儿，像连接两个小调一样，将这两个曾经向我寻求帮助的人联结在一起。他们带着各自的疾患，在我内心深处同一个小小的点上（这是所有哺乳动物大脑都有的古老部位），奏起了不同的和弦。

"为什么我今天晚上会在这里？"马泰奥问。他摘下眼镜，小心翼翼地放在推床上。"因为我不知道我为什么哭不出来。"

他的双手放在大腿上。他看着自己的双手，一一审视它们，似乎为它们的空虚感到困惑。然后他的目光回到我身上，将他的故事娓娓道来。

他以前曾经被他的三个兄弟送来急诊室。他的兄弟们在走廊尽头的小小等待室里，焦急如热锅上的蚂蚁。第一次见马泰奥时，我一走进房间，就感觉他像个孩子——当时他只有二十六岁，但是看上去更加年轻，他的肌肤光滑，深棕色的眼睛配上黑色粗框眼镜，孤零零一个人坐在八号房间里。他看起来像是把背包搞丢了，或是在担心他的家庭作业没有写完。八周之后，他告诉我，他新婚一年的妻子，怀着身孕被压死在他们的车里。那时他们正行驶在漆黑的乡间高速公路上，他们刚结束周末出游，从门多西诺的一个民宿回家。一台白色厢型车突然冲进他们的车道，当晚他的妻子就死在他身旁。

厢型车突然从意想不到的方向出现，马泰奥来不及刹车，死亡降临。在最后时刻，他努力做出任何哺乳动物所能及的最后反抗。他向左急转弯，他们的小车子翻向马路中线，撞上一棵树。为了这一刻，这棵树已经在此等待了五十年之久。他们倒挂在车里，马泰奥毫发无伤，一旁的妻子身体破碎，年轻的一家人被安全带悬吊在半空——还包括他们未出世的宝宝，在妻子轻柔但无法再提供安全保护的身体里，宝宝和母亲一起慢慢丧失体温。

如今他盯着面前的墙壁，两手空空。即使时间已经过去两个月，他的心中依旧存有某种发自肺腑的恐惧感，以及索然、无情的孤独感。"我不知道我为什么哭不出来。"接下来的一小时，我跟随他提供的信息提问，知道了关于他妻子的事，他的热忱所在，以及他从巴塞罗那移民到美国的事。他是个热爱国际象棋的建筑师。当他在婚礼上，看见妻子从户外花园走向他时，他哭了。过没多久，当他知道妻子怀孕时，他又哭了。

坐在我面前的这个男人，他的内在自我，他的感情，正向外在世界投射，但是他的维度已经减少，就连他的语句也平淡无奇。他看起来已经和世界脱离关系，和时间分离，只能在某一个维度方向上才能看见他。当我问他关于未来的计划时，他的眼前只有虚空。他连未来几分钟的事都无法预见，未来如同一堵看不见的、无法突破的、无形无相的白墙。

虽然马泰奥的未来一片空白，他仍旧承受着他复杂的过去带给他的痛苦，而且那些痛苦巨细靡遗，仿佛有一条线萦绕心头。这条线不停地旋转搅扰，使他的大脑集中全力放在数年前的某一时刻：那时他撞死了一只高等哺乳动物——浣熊。这件事同样发生在高速公路上。天刚破晓，他独自一人开在宽阔的280州际公路上。浣熊就在超车道上，全身发僵回头看他。马泰奥没有转方向盘，因为他对他的汽车，这台庞然大物、巨型机器充满信心，同时也清楚在高速下转向的风险。他就这样笔直开过，以为一劳永逸。当时的决定权在他手里，这只浣熊的生命在他手上。冲击力在短短一瞬间，砰的一声就过去了。浣熊的家人在窝里，等待回不来的温暖和食物，永远回不来。马泰奥的车继续开，将马泰奥——也只有他一个人，带回家里。

他试图明白究竟发生了什么事。他过去的作为对他的未来产生了多少影响？他不断回放自己过去的所作所为——他和他妻子在一起的时候，那个弯是否需要转得那么急？他之前没这么做，因为当时他没想要去挽救另一条生命。他的脑海里充斥着过去的决定，这些决定堆叠在一起，他尝试去分析、去理解每个事件之间的关系与联结。但这一切都是徒劳又无解的反省而已。他把自己一个人留在棋盘上，他是孤独的国王，陷入毫无意义的僵局。他想要重重捶打地球，要求上帝告诉他，究竟他为什么还在这里。"我不知道我为什么哭不出来。"

一个新婚丈夫经历丧妻之痛却哭不出来，一个年轻的医学院学生流下意外的眼泪。有太多时候眼泪来得突然而意外，这背后的复杂性和主观性，似乎难以用科学来解释。为了尝试去解开这个谜，科学家可能首先得找个方法将问题简化——将主观因素剔除，留下可以测量的变量。然而，此时此刻，所有事情的核心似乎就是主观性。

但是这样的难题并不会让我们就此停下脚步，不再去寻找答案。事实上，大部分现代学科领域所提出的疑问，在一开始都不易被纳入科学的讨论和规范中。创新的思维想法在一开始时常被排挤在外，直到某些有趣的变因能被稳定重复测量到，并逐渐发展成能被接受的科学论述。比如科学界最近刚发生的一个重要论点的改变：我们现在终于知道我们人类（拉丁学名为*Homo Sapiens*，智人）是否曾经和史前另一人属尼安德特人交配。我们曾一同生活在欧亚大陆上长达数千年之久。这个问题在数十年前还只是一个假设，一个浪漫的虚构故事，经过过去几年的研究，如今已经铁证如山。现在我们不只确定了智人和尼安德特人之间的交配行为确实存在，我们还知道现代欧亚人类的基因有多少来自这样的互动——大约2%。这样一个本来被认为是虚构的故事，之所以最终得到科学认可，得归功于一个新的测量方法——实际上，它属于一个叫作古遗传学的全新学科。它的诞生，是科技（对化石骨头进行DNA测序）和人类好奇心（来自数个在相关工作中扮演开创者角色的基因实验室）结合的成果。

我们是谁？我们来自何方？因为测量出的这2%，这些问题都有了更好的答案。但是非洲人和欧亚人之间发生的故事，人属之间的交配，以及四万年前尼安德特人灭种的悲剧——不过一千四百代以前，最后一个尼安德特人孤独地在伊比利亚海岸的一处堡垒，一个隐秘的洞穴里，在黑暗之中咽下了最后一口气——仍旧有很多细节问题有待进一步探索（其中一部分可以通过DNA测序技术得到答案）。

而且在完成了这些测量以后，人类探索未知的脚步，并没有因为找到了某个问题的答案，或者找到了2%这样一个数字而减慢。这似乎充满矛盾。但事实是，科学知识会拓展人类的想象空间，幻想会从对自然世界更深层次的理解启航，到达更远的地方。现在，在同一条道路上，硬科学迎来了新客人——我们的内在精神状态，比如愤怒、希望，还有精神上的痛苦，这些我们过去只能通过自身的体会才能理解的状态。他们不请自来，如同光，如同天气，像暴风，像黎明，像迟暮。

科学的进展几乎总是从测量开始。而内在状态虽然是主观体验，却也有可以测量的表征。光遗传学试验已经表明，这些表征的生理起源是神经轴突，神经轴突又是构成哺乳动物大脑三维编织结构的丝线。探索与焦虑症状相关的神经丝线，是这方面科学进展较早的例子之一。

焦虑是个复杂的精神状态。具体表现包括身体功能的变化，例如心率加快，呼吸变得短而急促。行为变化，例如忧虑和不安，即便没有任何即刻的威胁，也会主动避免任何与风险有关的情况。还有主观的负面或是充满厌恶感的内在状态（我们可能会说"心情不好"）。这些表现我们在自省过程中都体会过。

这些表现都很不一样，可能分别来自大脑里的不同细胞。光遗传学技术结合其他研究方法，揭示了我们大脑里不同神经细胞以及它们之间的联结如何构成和拆解我们如此熟悉，却又如此复杂的内在状态。焦虑症状的组成包括呼吸节律、回避风险行为，还有内心不快的感觉等等，运用光遗传学技术，我们发现了负责每个组成部分的神经轴突，同时还能独立控制这些组成部分的行为表现。

我们当时是这样做的：想象大脑深处存在某一点，一个单一的锚定点。有许多线从这个点辐射而出，如同从纺织机的一个经轴到另一个经轴上，每一根线延伸到大脑里另一个位置结构上，与其发生联结。有许多向外发出的神经联结（神经轴突）就类似这样，从大脑深部一个专门控制焦虑，名叫杏仁核的区域，放射而出。更准确地说，是杏仁核的延伸部分，一个叫作终纹床核（bed nucleus of stria terminalis，简称BNST）的结构。

这些神经纤维不停地延伸、下潜，深入大脑的不同部位，找到所有共同构成焦虑症状的细胞。甚至有一条纤维走到了脑桥去。安迪大脑里的阴影就在这里。

大脑里的神经纤维交织精密而复杂，我们是如何知道就是这些纤维控制了焦虑症状的呢？就是在这儿，我们应用了微生物的基因，让每一条神经纤维都多了一个操控逻辑。我们将另一个生物的行为准则输入颅骨下那片寂静的黑暗中，教会一个又一个的神经联结如何对光发生反应。

我们借用了绿藻这个单细胞生物的其中一条微生物基因。这条基因只是用来生产某个光激活蛋白的DNA蓝图。此光激活蛋白名为光敏感通道蛋白，可以让正离子进入细胞内，正离子进入后会激活细胞，细胞放电，同时将信号传递出去。通过合适的病毒载体（这个病毒是我们特别挑选过的，因为它特别擅长将DNA运送到哺乳动物的神经细胞里），我们将这条基因输送到小鼠的BNST中。BNST里的细胞在不知情的情况下，接收了藻类的基因，根据DNA蓝图——地球上所有生物共享的基因语言和生产说明书，生产藻类的光敏感通道蛋白。

现在，只要将明亮的蓝光照在BNST上，BNST里的细胞就会发出动作电位，就是那些尖尖的神经电活动。光照的问题也容易解决，只要将几乎和发丝一样细的光纤植入BNST，就能将激光透过光纤照进BNST里。这是一个崭新的能力，一个由藻类通过我们的帮助介导，传授给动物的全新语言。但是在这些焦虑试验中，我们实际上还没有将光照进大脑。我们在等待一个更加丰富的语言显现出来。

经过几周时间，不光神经细胞胞体内部会充满光敏感通道蛋白，神经轴突，作为神经细胞的一部分，里头同样充满了光敏感通道蛋白。我们在这些蛋白上特别安了一组黄荧光蛋白，方便我们观察追踪这些蛋白的生产情况和位置。BNST里每一个神经细胞都有各自的传出神经纤维，各自的轴突联结。不同细胞的轴突联结到大脑不同位置。数周后，以BNST为核心，带有黄荧光蛋白的光敏感通道蛋白，弥漫在从BNST辐射而出的神经纤维里，如同在一片黑暗中，一颗散发出光芒的太阳一样。BNST通过这些纤维与大脑不同部位发生对话，这些部位需要听取BNST这个焦虑中心发出的指令。

现在这个崭新的能力变得更加清晰明确了。光纤不只能植入BNST里，也能放在外周其他区域，只要是大脑里BNST有发生联结的部位。通过光纤将激光传入该部位，神奇的事就会发生。该部位唯一对光敏感的部分，即黄色神经纤维发生联结的部分——比如脑桥——有从BNST发出到该部位的轴突。将光传进脑桥这个脑干深处的基底结构里，只会直接激活该部位某些特定神经细胞，这些神经细胞胞体在BNST里，纤维一直传到脑桥。只要知道纤维的锚定点和靶点（起点和终点），我们便可以从一块错综复杂的织布中，挑出任意一条特定纤维，通过光直接控制它。

在小鼠实验里，我们发现有一个神经联结从BNST通到脑桥。这里除了有展神经，还有一个叫作臂旁核的亚区域，它的激活会引起呼吸节律的改变，除此之外没有别的肉眼可见效应。应用光遗传学技术刺激这条通路会影响呼吸节律，如同在焦虑症状里看到的改变一样，但是有趣的是，除此以外没有任何别的效应，比如说刺激这条通路，小鼠并没有因此出现风险回避行为。

风险回避行为是由另一条神经纤维控制的。这条神经纤维从BNST通向另一个叫作外侧下丘脑的结构。这个结构不如脑桥那么深。用光遗传学技术激活这个通路的细胞，会改变小鼠暴露在某些环境（比如一个空旷区域的中央位置，这个位置对小鼠而言是风险最大的区域，因为最难躲避猎食者）的时间。但是激活这条通路并不会引起任何别的改变，比如也不会改变呼吸节律。就此，焦虑症状的第二个特征也被完整利落地分离出来了。它是由另一种细胞介导的。同时我们开始发现，不同的内在精神状态与不同生理神经联结之间的关联。

那焦虑症状的第三个特征"心情不好"呢？我们将这个特征称为"负面情绪"。与之相对应的是"正面情绪"（心情好，像是突然从焦虑情绪中解放出来，实际感觉比"没有负面情绪"又好得多）。一开始，这个特征似乎难以被评估，尤其是在不会说话的小鼠身上；即便对象是人，可能也会有难度，因为语言文字有时候也不够准确或可靠。但就是这样一个内在状态，无论它如何主观，就算它是属于一只小鼠的体验，也会有可以测量的外在变量。

有一个实验叫作"位置偏好"。在这个实验中，小鼠可以在相连的两个类似空间中自由活动。如同一个人进到一间新房子里，这是里头有两间一模一样的房间组成的套房，这人可以在其中自由活动一样。假如这人每次走进其中一间房的时候，都会立马感受到强烈的正向感觉（像是内在感受到狂野的亲吻一样，只是没有真的亲吻发生），而一踏出这个房间，这个感觉就会立刻消失，不难想象这人会选择在这个房间里一直待下去。这个选择就是一个可以测量的变量，它会告诉观察者某些隐藏的内在状态。当然，关于小鼠的具体感觉，观察者无法下精准的结论，只知道是正面情绪。其他一系列实验可以进一步帮助确认实验结果。负面情绪同样可以被测量。只要把房间引起的情绪从正向换为负向（内在负向感觉，或许和突然失去至亲的感觉一样），测量的行为从偏好行为转变为回避行为。

如此一来，我们就可以在动物身上探索它们的情绪变化。光遗传学技术则提供了一个方法，可以瞬时刺激特定细胞或者神经联结，影响它们的活动。在小鼠版本的位置偏好实验中，小鼠可以自由地在两个类似的房间里活动——起初先不给予光遗传学刺激。然后，我们再把激光设备安装好，同时设定好程序，只有当小鼠进入其中一个房间（就比如左手边那间房吧）时，光才会透过细细的光纤照进大脑里。在这只小鼠的大脑里，光遗传学技术控制的靶点区域的神经纤维已经对光产生敏感性了。如果这个区域的神经活动和厌恶情绪、负面感觉有关，小鼠会立刻回避左手边的房间。小鼠似乎不想待在和负面体验有关的地方——换作我们，也不会想。相反，如果是和内在正面感觉有关联的话，小鼠会花更多时间待在有光刺激的房间里。如此一来，我们就知道它们对位置的偏好了。

究竟是大脑深处的哪一根神经纤维，从BNST出发，掌管了正面与负面情绪（甚至和我们的内在精神状态的主观感觉也有关联）这个与焦虑症有关的重要特征呢？让人惊讶的是，之前提到的两个从BNST出发，分别到脑桥和外侧下丘脑的神经联结，都没有控制这个特征。这项任务反而是由第三个神经投射去完成的。它从BNST出发，通向大脑深部的另一个区域，那是一个几乎到达脑桥，但又没那么深，叫作腹侧被盖区（ventral tegmental area，简称VTA）的地方。这里的神经元会释放一种叫作多巴胺的微小化学神经传导物质。这群细胞的角色和功能相当多元，但总的来说，它们和奖赏以及动机有关联。

另外两个神经投射的活动（到达脑桥和外侧下丘脑），似乎对小鼠影响不大。刺激它们虽然会引起呼吸和风险回避行为的改变，但是和正面以及负面情绪不存在关联，至少从位置偏好实验的结果来看是如此。让人更惊讶的是，到VTA的这第三个神经纤维，居然是在不影响其他焦虑症状——包括呼吸频率和风险回避行为——的前提下，改变了位置偏好实验的结果（它可能也因此和人类主观感受有关）。就此，一个复杂的内在精神状态已经被拆解为独立的特征。这些特征分别由大脑内部的不同生理联结（不同起点和终点的神经纤维束）来控制。

这样的实验方法最后被证明不光可以拿来研究焦虑症，还可以广泛应用在哺乳动物行为学的研究中。即便是哺乳动物亲密照料幼儿这样复杂的养育行为，也可以被拆解成许多独立部分，再在大脑中找到与各个部分相对应的神经投射。这项发现是由另一组科学家在五年后完成的。他们应用了同样的光遗传学工具，以及同样将神经投射作为研究对象的方法。当然，关于焦虑症还有许多未解之谜。比如，我们虽然已经将焦虑的内在状态拆解成很多部分了，但还是无法回答长久以来的一个难题：正面和负面内在状态的价值究竟何在（虽然我们也为这个难题提供了强而有力的证据）？位置偏好和风险回避行为之间的关系被分离得如此清晰而明确，也突出了另一个简单又让人迷惑的问题：为什么一个状态的感觉就必须是好的（或者不好的）？如果为了生存这个目的，行为已经被适当地调控了——已经借由外侧下丘脑这条神经联结避免风险了——那么由VTA神经联结负责的偏好或主观感觉，它的意义又何在？

　　我们认为物竞天择的进化过程是通过行为发生的——行为比感受对动物的生存和繁衍影响更大——也因此或许只要行为调控好了，动物（还有我们）的内在感受也就不再显得那么重要。如果小鼠已经因为生存天性，在从BNST到外侧下丘脑的神经纤维的介导下，避开了充满风险的空旷区域，而且不存在正面或负面情绪的关联，那么从BNST到VTA的这条神经纤维存在的目的是什么？心情不好就像个赠品一样，而且还会带来巨大的、不必要的痛苦。毕竟临床上的精神残疾，常常是由焦虑、抑郁等主观负面情绪和状态造成的。

　　一部分原因可能是因为在现实生活中，动物所面对的选择不属于同一范畴，不可以直接比较。主观感觉——比如说感觉好或者感觉差——可能是大脑内在经济系统的金融工具，能让许多不同范畴的正面和负面感觉，从进食、睡眠、性生活到生命本身，全都转换为同一个通用货币。这样的安排可以帮助动物做出跨范畴的决定和行为选择——又快速，又能够针对每一个物种自身的生存需求，做出最合适的决定。否则，在一个节奏快速的复杂世界里，动物就会做出错误的判断：在该转弯的时候僵住不动，在该停下的时候反而转弯。

　　或许行为学上的进化，就是通过在这些转换因素上的作用而完成的。大脑赋予每一个状态的相对价值（也就是主观感觉这个通用货币），无可避免地决定了人和其他动物做出的最终会影响生存的抉择。但是这些通用货币的转换方法必须是有弹性的，需要在生命进化过程中，随着价值的变化发生改变——而这样的弹性，也能以某种生理形式存在，比如联结情感状态相关大脑区域（例如VTA）的神经纤维的强度变化。

光遗传学技术在焦虑症上的研究结果带给我的启发，是主观价值（包括正面和负面）和外在可测量的变量（呼吸，或许还有哭泣），都能以一种令人敬畏的精准程度，附加在某个大脑状态上，或者从某个大脑状态上移除。但是这样的认识，是在马泰奥出现在我生命中，又从我生命中消失许多年以后才萌生的。当时在急诊室里的我，没有可能知道一个人的内在状态的不同组成部分，能够被如此高精准地分离开来，也不知道每个内在状态的组成部分，都是由对应的生理结构，将电活动从大脑一头通过神经纤维传到另一头来完成的。马泰奥没有缺少任何身为人所能经历体会的深刻悲痛的因素，正常情况下，他应该哭。看着马泰奥，我连一点理解他为什么哭不出来的框架头绪也没有。

直到今日，科学仍然无法回答许多关于我们自身内在精神状态的难题。研究爱，研究意识，研究哭，这些研究听上去都是很糟糕的选择，因为目前没有可以客观量化评估这些东西的工具（像研究史前尼安德特人的古遗传学工具，或探索大脑基础功能的光遗传学工具）来回答这些问题。

就拿哭做例子吧。一个生物学家会认为，对同一物种的不同个体而言，液体从泪腺经过导管排出这件事，应该是一个时间非常精准，起因固定，而且背后大概率有其演化意义存在，也应该能在科学上去客观评估的事件。一个结合了主、客观变化的事件，比如一个强烈的感觉（一个主观的内在状态）和泪腺导管状态的变化（一个客观事件）同时发生，都会让科学家、精神科医生，或是任何一个学生去思考关于人类身体和心灵之间的问题。

哭是精神病学中非常重要的一个事件。我们的病人正在体验极端情绪，而我们的工作就是通过他们的言语、认知、表达，来处理这些极端情绪。我们也很习惯看到那些不那么真诚的眼泪，这些眼泪具有不同等级的欺骗性质，有些来自受到了轻微痛苦的病人，有些是适时捏造出来的，还有些极具操控性和诱导性。然而事实就是，科学对带有情感的眼泪仍旧一无所知。

我们很难研究动物因为情感引发的哭泣行为。哭泣现象对我们而言再熟悉不过，但是就连我们人类的近亲——类人猿，都没有明显表现出因为纯粹的情感变化而引发的哭泣行为。这背后的原因，如果真有原因，至今还是个谜。眼泪是促使人们在情感上发生联系的强而有力的工具；我们已经知道在数位人脸照片上修改眼泪，比修改其他面容特征，更能引发看图者的同情心和想去伸出援手的冲动变化。我们和我们的近亲——黑猩猩，还有倭黑猩猩——都是社群动物，但只有我们掌握了眼泪的谜，独自流泪。

我们通过这个奇特的外在信号，将我们的内在精神状态表现出来。无论是否有观众在，我们不需要任何意志力或动机，只是把感觉向外传播给所有旁人和我们自己。而且不光我们的近亲类人猿缺乏这个能力，就连一部分人类也无法因为感情变化而落泪。这个现象可能是单向的——无法因为感情变化而落泪的人，依旧能理解别人眼泪的意义，并做出相应反应。

但是也有其代价：研究显示，无法落泪的人产生的个人情感上的依附程度比较低，虽然目前还无法确定这样的关联是因为后天生活经历的不同，还是先天偏好的不同。

我们的近亲动物和我们其中一部分人，都缺少这样一个非自主性的由情感引起的哭泣行为。这个现象其实可能提示着，这是一个尚未完全建立的演化创新——或许是因为它的价值直到今日都尚未得到公认，又或许这是一个最近才刚开始进行的实验：一个演化上的意外，直到现在都还在人类中慢慢地显现（或是消失）。每一个演化路上的创新都是从意外开始；也许由情绪变化引起的哭泣行为，起初就是神经轴突搭错线造成的。在大脑发育过程中，所有神经轴突的生长发育，包括BNST发出的多种神经纤维，是由许多不同种类的分子引导完成的。这些分子专门负责设定神经纤维的发展方向，如同织布机上的导线器一样。这些微小的指路牌，指引着生长缓慢的神经轴突往下一个大脑区域前进，或者在它生长过头的时候命令它掉头，或者指引它越过中线，往身体对侧方向生长。这一切，如同生物学里所有的事情一样，都是在经过了为期数百万年之久的意外突变以后，才形成的新能力。

在上述过程中，任何一个引导神经纤维生长的分子的基因发生突变，大脑里那些长途跋涉的神经轴突的走行都会发生改变。那些从大脑情感相关区域出发的神经纤维，它们的走向若是发生细微变化，一个具有与众不同的情感表达方式的新型人类，就会降生在这世界上。

这样的演化创新有可能开启另一个沟通交流的新渠道，而且过程非常有效率，实践过程所需要付出的代价非常小：只要一组神经轴突少了一个指路牌，在发育过程中长过了头，就够了。几乎所有的演化进程都是如此：主角们都已经在台上了，只需要教会他们一个新规则，他们就能扮演新的角色。在我们的例子里，相关神经轴突，例如已经从前脑区域（比如BNST）通向更深、更古老的脑干区域（比如臂旁核）的这条控制呼吸频率的纤维，其原本就存在，演化过程中，只要路径做出稍稍改变，就有了全新的功能。

有两对脑神经从臂旁核旁边发出。不光有第六对脑神经——展神经（就是安迪患有的肿瘤所破坏的那对脑神经）而已，还有它的邻居，第七对脑神经——面神经。这些结构，包括第六对和第七对脑神经，还有臂旁核，实际上只是成簇分布在脑桥里的细胞，挤在从脊髓通往大脑的那条桥上。眼泪，作为一个新目标，是由第七对脑神经负责的。第七对脑神经是情感表达的大师，它比展神经精密复杂得多，功能也比展神经更加多样，可接收大量来自面部皮肤传感器里的信息，也传送大量信息到面部肌肉去。第七对脑神经面神经，是面部表达的大师，同时也掌控着泪腺——专司储存眼泪的水库。

整个泪道系统，最初可能是为了清洗眼球上的刺激物和异物而演化出来的。现在，只需要一丁点神经纤维（或许也是其他通往臂旁核，调控呼吸的一部分纤维）走行上的变化，泪道系统就被动加入了情感表达，成为啜泣这个动作的一部分（其他还包括膈肌的收缩）。当第一个拥有这个突变基因的人类开始哭泣，甚至啜泣的时候，他对周遭的人——朋友、家人或者竞争对手，一群从没见过人哭的人——会产生什么影响？一直以来，通过眼神沟通交流十分重要，眼睛是人类注意力的焦点。眼睛拥有大量信息，又是察言观色的主要对象，流泪作为一个演化上的创新，偶然间从一开始就拥有非常高的信息传递价值。但最早的时候，可能没有人能理解眼泪的意义，也没有人做出任何情感上的反馈。大家只会注意到这样一个独特信号的存在。眼泪的意义和价值，无论是在生存方面，还是在繁衍后代方面，需要经过好几个世代才能完整体现出来。

如果因为情感而流泪这个行为，在演化过程中有任何重要意义，我们或许可以从它发生的时刻找到些蛛丝马迹。在绝大多数人中，流泪不是一个自主行为，比起露出微笑或是痛苦的表情，我们对它有意识的控制要弱得多。哭泣是一个大部分时候保持诚实的记者，出于某种原因对一个感觉做出相应报道。学者们过去一直在研究它在社交上的价值，但即便在我们独处时，情绪化的哭泣也会发生，且有它的重要性，甚至可以说具有建设性，能帮助我们认识自身的某些需求。

身处高度复杂的社会环境，传递虚假情感其实是有好处的。将真实又无法控制的情感显露在外，这不是个优势，反而更像是个缺陷。从个体角度去分析，这更像是个会被淘汰，而不是被保留的特质。有趣的是，无论哭泣背后包含的信息是什么，目的是传递给别人还是自己，因为它绝大多数时候是一个非自控行为，它也注定是一个非常真实的行为。

哭泣这个行为是否还在物竞天择的压力下演化？它是否正在逐渐脱离我们意志的控制，抑或是我们的意志在慢慢学会控制它？除非它的非自控性在演化上的价值，高于它的自控性在个体上的优势，否则有一天我们控制哭泣可以像控制笑容一样容易。对大多数现代人而言，哭泣是相对真实的。已经有一个程序一样的东西被写进我们的大脑里，使哭泣比其他相对更容易操控的面部表情（比如笑容）对我们产生的影响更大。如此一来，或许在我们真正需要帮助的时候，它更能拉近人与人之间的距离，以使我们获得支持。

这样来看，其实同时有两个和情感相关的行为——哭泣以及对哭泣的反应，在我们人类当中进行演化。它是一个暗语，一个内部共通的语言，对个人和群体都具有重要意义。但也如同生物学里的任何东西，它也可以被人为操控。带有欺骗性的哭泣行为总是有利可图的，但只要这样的欺骗行为不常见，人们哭泣以及对哭泣的反应，就能成为人与人之间一个相对真诚的沟通渠道。

当我们的社交关系越发复杂，欺骗和抵赖行为层出不穷，同时我们对表达的控制能力越发熟练，能人为控制所有情感的解读时，社交活动也就失去了它的意义。也就是在这种情况下，一个真诚的沟通渠道，无论是对个人还是对人类整体而言，更显现出其存在的价值。真实与谎言之间的一场军备竞赛就此展开：先是认知控制能力占上风（这对具有如此控制能力的个人有好处，但是对整体而言，却失去了部分具备价值的有效沟通），直到历经数百万年，一条迷了路的神经轴突意外连上了大脑里的一群神经细胞，这群细胞有可能负责掌管表皮生理功能，最终的结果是产生脸红、哭，还有其他无法控制的真实情感表达。

我们知道哭泣这个行为特征并非源于尼安德特人，因为尼安德特人是欧亚人种的起源，但是哭泣是平均分布在各个人种之间的。我们目前尚不清楚尼安德特人是否也具有哭泣这个行为特征。他们很可能有，因为哭泣应该是来源于所有人类共同祖先的一项行为特征。尼安德特人有稳定的社会结构，保有他们自己的文化传统，会将自己心爱的子女埋葬在土里，即便当他们逐渐走向灭亡，仍会将时间精力花在符号艺术的绘画创作上。至少在我的想象中，他们和我们一样会哭泣，直到最后灭亡。

马泰奥没有自杀倾向，但是还是可以被诊断为患有重度抑郁症。我那天晚上就将这张诊断标签贴在了他身上。虽然这个过程看似过度简化，但是他极度绝望的表现，对未来的毫无期盼，都符合抑郁症的诊断标准。马泰奥对未来不抱一丝希望，他只能回看过去。

他那天晚上并没有因为他的家人而哭——至少我没看到，他也无法告诉我实情。在我看来，哭泣发生的那一刻，其实是悲伤的眼泪和更神秘的快乐的眼泪发生了奇妙混合。当我们同时感受到希望与脆弱时，我们才会流泪。我最终没有把这样的想法写在病历上——我没有写马泰奥没有哭，是因为他已经完全丧失了希望。

物质生活上的些许改善，轻微到不会对我们对自身和周围环境的认识产生任何实质影响，比如只是因为某个原因，多赚了一点钱，而且这多赚的钱也符合社会预期，这并不会让大多数人就因此高兴得哭了出来。但是当我们真正因为快乐而流泪——在婚礼上突然感受到人与人之间的联结产生的温暖与希望，或者是不经意间看到一个年轻孩子表现出的同理心——我们会突然对社会、对人类充满希望，并一起对抗冷漠。我们会在婚礼上或者在一个孩子出生时，内心发出真挚的祝福，即便我们深知生命和爱的脆弱：我希望我在这里看到的快乐永远不会消失；我希望这个世界有足够的宽容，能让这份快乐一直维持下去；我希望我现在的感觉可以持续存在——但是我很清楚它们很有可能不会如愿。

这看上去像是某种焦虑症。就算我们认为是快乐的泪水，背后还是能感觉到一个潜在威胁的存在，即使这个威胁不一定是即刻面临的。

在另一个完全负面的极端情绪下，成年人流下的悲伤的眼泪，通常也不是已知风险下的轻微损失造成的。成年人悲伤的眼泪，往往来自突发的个人困境，而且严重到必须去面对它——像是背叛带来的震惊。背叛打破了我们原先对未来的希望，改变了我们对世界的认识，毁坏了我们规划未来的蓝图（一种希望），我们必须重画。在我们哭泣的时候，即使我们内心感觉是负面的，但还是抱有希望——建立在新条件上的希望，至少也是希望。然后在我们意识到我们脆弱的未来，意识到我们的世界正在发生改变的那一刻，我们真实地、不自主地，发送出一个信号给我们的同类，我们的社群，我们的家人，还有我们自己，这个信号就是哭泣。

在进化论里，希望这东西真的重要吗？希望看似非常抽象，但是它可是生物之间的大宗商品，需要被小心地管制调控——只有当输出量恰到好处时，它才会驱使生物做出合理的行为。不合理的希望可能是有害的，甚至是致命的。每一个生物体都会碰到一个问题：什么时候应当选择继续奋斗挣扎下去，什么时候应当选择保留能量，降低风险，坐等风头过去？对抗还是休息，宣战还是冬眠，哭还是不哭——所有生命都必须计算现实世界的危害程度，做出类似的选择——当面前的困难无法克服的时候，就应该选择止损撤退。控制希望的神经环路必须维持运行，而且得运行得很好。我们灵长类动物的生活形态，迫使我们的大脑每天消耗的热量占总体热量的四分之一。控制退缩行为的古老神经环路，也可能延伸到了我们灵长类动物的大脑里，我们因此会放弃希望，而希望有时是一种骄傲，只存在于我们的大脑而不是肌肉里，而且会让我们付出高昂的代价。

控制退缩行为的神经环路在进化过程中由来已久——即使是冷血鱼类，在碰到威胁时，也懂得要闪躲，而不是正面迎战。2019年，科学家对微小的斑马鱼全脑细胞进行了彻底研究。斑马鱼和我们一样，都是脊椎动物，都有一根脊柱和相似的大脑结构。它们足够小，也足够透光，让我们能在它们活动的时候，用光线直接观察它们的大脑细胞。缰核和中缝核这两个鱼脑里的深部结构，在斑马鱼面对威胁时，一起介导了它在应对挑战时从积极主动向消极被动转换的过程。在被动应对状态下，斑马鱼将不再尝试挑战威胁。

光遗传学实验发现，缰核的神经活动与被动应对行为（面对威胁时保持不动）相关；相较之下，中缝核的神经活动与主动应对行为（主动面对威胁）相关。中缝核也是大脑内一个叫作血清素的神经化学介质的主要来源。通过光遗传学技术去刺激或者抑制缰核，我们可以实时降低和提高斑马鱼花精力去面对挑战的概率，而当我们用光遗传学技术去控制中缝核的时候，我们发现了与调控缰核时相反的应对现象。

在几年前，光遗传学技术结合其他技术方法，揭示了这两个大脑结构与哺乳动物里主动与被动应对行为状态的转换有关，也揭示了各自所扮演的角色。现在我们在远亲动物斑马鱼身上也见到了一样的结果。我们可以有信心地说，当情况不再乐观时，生物做出抑制行为背后的生物学基础是个古老的机制，它被完好地保留下来，而且强而有力——也因此可能对生存至关重要。

任何一个小动物都可以躲在石头缝中或者地洞里一动不动，从而被动应对威胁。就连小小的秀丽新小杆线虫（*Caenorhabditis elegans*），都能充分利用它仅有的302个神经元，去计算主动觅食和原地不动两种行为各自对应的价值。但是更大的大脑拥有思考更多可能行为和结果的能力，它一边反复思考，一边担心，同时在脑海里画出布满各种分支选择的决策树，思考它对未来的深远影响。思想上的消极被动或许也是必需的——不再把自己的行为和思想的价值看得那么重要。希望会消耗我们的注意力和感情，当希望不复存在的时候，省下挣扎的力气，连哭泣都省去，或许才是最好的应对方式。

那晚在急诊室，我想不到如何才能帮助马泰奥。医院床位很紧张，无法收他入院。他没有自杀倾向，也不想住进医院，我也无法将他收到我们的隔离病房，而我们的开放病房又是满的。我们考虑过转到其他医院的可能，但是在和马泰奥以及他的兄弟们讨论过后，我们最终决定让他们带他回家，同时为他预约好门诊照护、治疗，还有带药。但是在他回家之前，就在急诊室里，就在破晓时分，我又花了一个小时为他做心理治疗，为未来的治疗计划打基础。

在精神科，只要情况允许，就算是在最繁忙的值班时间，在拥挤的空间（比如那晚的八号房间）里，我们总会想办法挤出点时间来做心理治疗。这几乎像是本能反应，很难有任何人、事、物可以阻止我们去做这件事，就像要阻止外科医生为病人开刀治病一样困难。我们每个人都活在自己为自己搭建的那艘船上。

如果没有打下适当的基础，精神科的一切都是空谈，如同编织时没有结构线，根本编织不出任何花样图案一样。作为精神科医生，我们的第一个本能反应是从生物学角度、社会角度，还有心理精神角度，在这一团错综复杂的线里，拼凑联结出痊愈究竟对这个人的意义是什么。而且不能着急，因为我们明白构建任何一个强壮稳健的东西都需要花时间。就算我们知道自己再也不会见到这个病人，我们也会这样做。那天晚上我就这样怀疑过，我正在帮马泰奥办出院手续，将他交给他的家人照料，同时安排后续的门诊治疗。我会继续照着时间表，在医院轮转工作，而马泰奥也会继续走在这个宇宙为他安排的运行轨道之上。我们未来应该再也不会相遇。

但是我仍旧花了非常多的时间在他身上，这是在经过了一个小时的心理治疗以后，我才意识到的。直到那天值班结束，在我开车回家的路上，泪水从我眼里流下，将交通号志的灯光衍射开，我才看到了整件事的全貌，才看到另一个人，一个病人。

那天晚上我花了这么多时间在马泰奥身上，是因为之前的我还没有准备好去面对他，面对当时的地狱。所以这次的治疗，也是给我自己的治疗，是为了这些眼泪的治疗。一种穿越时间的联结在我的意识里被构建出来。只有透过泪水，我才看见了我和安迪的联结。安迪也带我来过这里，当时的我同样毫无准备。安迪，一个许多年前被发现脑干上长了东西的小女孩，她已经走了很久，走在一条不能与人分享的路上。

这一次，我认为我可以做些什么，虽然能做的不多。当你在某时某地被召唤，意识到自己身而为人的价值，无论那价值是什么，必定有其意义。这绝不是虚空。

许多年之后，随着我们光遗传学技术在BNST与焦虑症的相关性方面的研究成果日增，一个安迪与马泰奥之间更深层的联结浮现出来。这两个病人有个奇妙的共通点：他们都是我在医学路上碰到的最低谷，我要奋力挣扎才能从中逃脱。而他们之所以会在我值班的那个夜晚来到医院，又恰巧是因为神经系统里同一个部位的神经纤维出了问题。这个部位叫作脑桥，是大脑的地基和基石，掌管眼球运动、流泪和呼吸功能。紧邻着脑桥的是第六对和第七对脑神经，我的病人就是因为这两对脑神经受到影响，而失去了原本的和谐。

但这背后的意义是什么（如果有任何意义存在），我无法定义。我只知道这个部位很深、很古老。

博物学家洛伦·艾斯利认为一个符号"一旦被定义，就无法再满足人类对符号的需求"。艾斯利收集他从自然界观察到的现象，将这些现象视作符号，并记录下他心中被这些现象激起的想法。譬如一只反季节的蜘蛛撑过了严冬，在一个人工热源（一盏灯）的帮助下织起了网。艾斯利被这个现象打动，虽然他几乎笃定"这只蜘蛛无法对抗冬天那足以蔑视一切的力量，她对温暖的那盏灯的渴求，最终只会徒增绝望……这背后有某个东西，必须传递在那场面对虚空的冷酷终战里，奋起而战的人们……在冰霜的岁月里去寻找小太阳"。希望，在此处以"复杂的生命对抗无法逃离的严寒"这样一种形式被诠释，这种希望触动了艾斯利，也触动了科学家和艺术家。它十分接近那种会让我们感动落泪的事物的核心。

对马泰奥而言，他的妻子和宝宝已经逝去，已经不存在任何希望值得哭泣。他缺乏眼泪，他对未来是盲目的。但是我知道，至少我以为我知道，经过一段时间，他还能以某种形式去爱。希望尚未死去，虽然他还无法看见。因此，流泪的是我，不是马泰奥。

灭绝——当一个有知觉、情感的种族的最后一名成员，孤独而缓慢地倒在泥地里时，这才是希望真正结束的时候。在我们谱系的历史长河中，这样的终局发生过好多次，如同一株庞大的家族树上的细小枝节枯萎凋落一样。尼安德特人以及其他种族，在他们最后的时空里，经历了如此万劫不复的悲剧。

灭绝是常态。每一种哺乳动物，似乎平均可以存活一百万年，一路上会碰到几次几乎要灭绝的事件，直到最终灭绝降临。至今，人类只存活了大约五分之一的时长，但就已经经历过几次神秘的危机。我们的基因研究发现，这几次危机就曾经让我们的物种数量在全世界范围内下降到寥寥数千人。

这样的人口事件足以解释，为什么会有许多奇特而看似无价值的特征存在，比如一些未经修饰的行为（像是哭泣行为）。因为它的价值有限，所以尚未普及全人类。当一个物种面临种群规模的瓶颈，只有一小部分成员能存活下来或者迁移时，幸存者（或是迁移者）带有的特征会在一段时间内享有数量上的优势，无论这些特征对生存是否具有重要意义。因为情感原因而流泪可能也属于这类特征，这样就能解释这个特征为何在动物界里会显得如此独特。

另一方面，或许因为比起其他相近物种，我们更加需要一个真诚的沟通方式，尤其是如果要打造一个庞大而复杂、经得起时间考验的社会体系的话。哭泣这个行为，最初可能只是因为脑干里的神经纤维投射出了差错才得以发生，但是相关基因在东非，在我们现代人类的起源处找到了自我价值。当时的我们用双手和头脑为彼此盖房子，建立起坚固的社群，并为此付出了巨大的代价。或许我们后来变得太善于在情感上造假，太善于操弄情感表达，才因此需要眼泪。盖房子需要地基；建立社会需要诚信作为基础。

最后一个尼安德特人，他的脑袋很大，浑身是伤，拥有几乎和现代人类一样的外形。他们会为迷路的人举行葬礼。他是我们家族树上某个分支的最后一名成员，眨眼之前才刚在我们后世称作直布罗陀海岸的一个山洞里，苦苦挣扎直到最后死去。他在那个山洞里，为的是躲避艾斯利所谓的"第一个弓箭手，伟大的艺术家，可怕的、流有同样血液的、永不言休的生物"。尼安德特人或许在婚礼上，在孩子出生时会流泪——但是当最后一个饿着肚子的尼安德特人看着他仅存的、挨饿的宝宝，将宝宝紧紧抱在怀里，绝望地想去哺乳，却发现没有一滴奶水剩下时……他已经没有任何希望可以质疑，未来已经不存在，所以也不值得去思考，或者惧怕。那时没有眼泪，月光下没有答案——只剩一条发咸的海水消退后留下的干枯河床。

第二章
躁狂症

他读了关于牺牲者的故事，渐渐把注意力集中在两个人身上，一个父亲和一个女儿，父女关系是他此生未曾有过的。他的脑海里出现了一个画面，画面中呈现出越来越多的细节，然后亚历山大开始向家人们叙述他想象中的这对父女的最后时刻——他的大脑已经神不知鬼不觉地开始重塑。

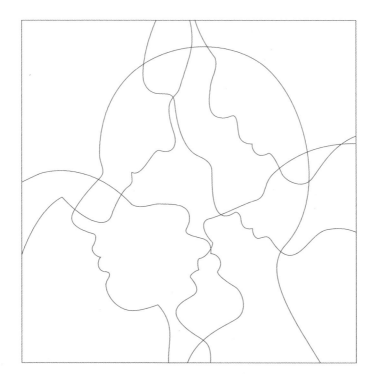

长寿的雄鹿鹿角开始生长，
他的脖子伸长，耳朵长而尖，
他的手臂变成腿，手掌变成蹄，皮肤
变成有斑点的兽皮，猎人的心充满惧怕。
他飞奔而去，同时惊叹
自己的速度，终于看见反射
在一个宁静池水里，自己的容貌。"呜呼！"
他试着说话，但是没有文字。他呻吟，
这是他仅剩的语句，眼泪
流在不是他自己的面颊上。只剩下一个
属于他自己的东西，他从前的心灵。他该怎么做？
他该去哪里——回到皇宫
还是在森林里找个避难所？
恐惧让他不敢去任何一个地方，羞愧让他不想去另一个地方。

正当他犹豫时，他看见自己的猎犬：
"黑脚""寻路""饥饿""飑风"，
"羚羊"和"山岭游侠"，"斑点"和"森林"，
它们迅捷翼足，有狼血统的"峡谷"，以及母狗"鸟妖"，
还有她的两只小狗，半成犬，跟在她身旁，
"雌虎"，另一只母狗，"猎手""瘦长"，
"劈颚"，还有"煤灰"，还有"狼"，白斑
长在他的黑鼻头上，"登山者"，还有"力量"，
"杀手""旋风""小白""黑皮""掠夺者"，
还有其他得花更多时间才能一一列出的
阿尔卡狄亚猎犬、克里特岛猎犬和斯巴达猎犬。

这一群嗜血猎犬，
朝着悬崖峭壁吠叫
此处无路可退：阿克泰翁，曾经
是这里的追捕者，现在被追捕，
他试图从他的老朋友中逃出。他大叫：
"看我！我是阿克泰翁，你们的主人！"

他的言语已失去作用，没有猎犬听得见他。

——奥维德《变形记》第三卷《阿克泰翁的故事》

　　脑海里的画面是会扎根长大的。此处的画面，是一个年轻的父亲和他的两岁女儿，坐在波音767飞机上，慢慢飞向港口，逐渐靠近那座燃烧中的钢铁大厦。就在那一刻，他终于意识到，曾经认为不可能的事发生了，他的脉搏加快，但是小女孩在混乱中平静依旧，因为她的父亲告诉她外头没有怪兽。他将女儿的小脸庞转向自己，她是这片无限冰冷中微弱而温暖的光。一段安静无声的交流，然后升华。

　　一个小女孩和她的父亲，在飞机撞向第二座大厦的时候，在彼此身上寻求恩典。这幅没有文字的图像变为现实，像种子一样撒在一位名叫亚历山大的男子的心里。当时他正驾船驶过基克拉泽斯群岛。这是一幅想象出来的画面，却快速在亚历山大的脑海里萌芽成形，无止境地布满了他的思绪，最终榨干了他的灵魂。

　　九月以前，亚历山大的生活也发生了一些变化。或许正是这个原因，当外在世界发生巨变的时候，他原本已经休耕多年的大脑，也得跟着发生改变。2001年夏末，秋风为旧金山带来红叶，当时67岁的亚历山大正在一家保险公司办理退休。他在这家公司工作了几十年，是个称职又有效率的副手，但是已经逐渐跟不上硅谷的快节奏。他的工作内容现在变成以家为主，他的家位于太平洋海岸线上的红杉林里。房子有个高耸的屋檐，这是他和妻子在二十年前一起盖的，屋子位于一座终年烟雾蒙蒙的峡谷里，足够他们夫妻和三个儿子（或许还有未来的孙子）居住。亚历山大微微驼背，是一位严肃而平静的人。

"9·11"事件发生六周后，当我在急诊室里见到亚历山大和他的家人时，他们想不到任何可以解释这个情况的原因，他的生活中没有出现任何警讯。当时他的世界已经被炸得支离破碎——不是飞机燃油爆炸引起的，而是凶猛、旺盛、无法停止的躁狂造成的。这个症状和他们过去生活里发生的事情一点关系也没有。这是第一次崩溃，是一个人或因为压力，或因为创伤，或因为其他不明原因，与他所处的现实世界之间的联结的分崩离析。躁狂症和精神分裂症患者在经历第一次崩溃之后，往往就此与现实脱节，因此情况相当危险。

九月初，这场风暴才刚要开始，彼时的亚历山大正在计划退休生活——和妻子一起在爱琴海上，乘船造访名胜古迹。还不到两个月时间，现在的他却完全变了个人，他被警察和家人带到我的急诊间里。经过一系列入院检查，许多东西现在都已经沉淀下来。我没有看见任何明显的问题，这是当时我对他的第一印象。在没有任何交流之前，亚历山大在我眼里是一名意识清晰的男子，坐在他的推床边跷着二郎腿，认真读着报纸。

精神科没有任何脑成像技术可以帮助诊断；虽然有评分系统来量化症

状的严重程度，但结果终究也不过是由文字变化成数字。我们只能用文字记录，将仅有的词拼凑在一起，形成片段的词句，这是我们仅有的工具。

所有相关的人，在不同排列组合下，都参与发言。患者本人、大厅里的警察、候诊室里的家属，所有人都在寻找准确的描述方式。对一个过去史和家族史里没有任何躁狂记录的患者，我们想知道：他为什么会发病？他为什么现在发病？他所经历的"9·11"，他体会到的对自己国家的打击，应该不会比其他人的感受更强烈才对。

他体验到的痛苦，主要来自他对牺牲者的同理心，但即使痛苦，也不应该造成如此严重的后果。对活着的人来说，死亡一直是个难以接受的东西，大家普遍无法接受它。但这不至于引起躁狂症。然而躁狂症，经过一小段延时后，此时正发生在亚历山大身上。

"9·11"事件过去了一周，亚历山大对事件还显得冷静，只是会表达自己的震惊和痛苦，这在当时的美国境内相当普遍。他读了关于牺牲者的故事，渐渐把注意力集中在两个人身上，一个父亲和一个女儿，父女关系是他此生未曾有过的。他的脑海里出现了一个画面，画面中呈现出越来越多的细节，然后亚历山大开始向家人们描述他想象中的这对父女的最后时刻——他的大脑已经神不知鬼不觉地开始重塑。新的神经突触开始形成，老的神经联结被修剪去，它们背后的机理至今仍然不明。但大脑里的老代码被新代码覆盖，电生理节奏规律发生变化。过去一周他的生理系统悄悄学会了一种新方言，并且向外延展，最终显露、表达出来。

第一个症状是生理方面的。亚历山大几乎不再睡觉，一天二十四小时始终精神饱满，时刻保持警醒。亚历山大从前不爱与人聊天，现在他无法停止说话，而且声音很大，口若悬河，滔滔不绝，但起初至少是连贯的。他说话的内容也发生了改变——从严肃、平静变得油腔滑调、富有魅力、积极，更具启发性。除了言语，他整个人也变了，他感觉重返青春，他的欲望变得强烈，性欲也亢奋起来。他已经返老还童，成为一个全新的人，准备好要拥抱这个世界，他的生活变得多彩多姿又充满魅力。

他开始重新规划人生目标。他定了很多计划，这些计划非常大胆，令人兴奋，同时又带点危险的味道。例如他买了一台全新的带有重载拖车钩的加长型道奇公羊皮卡。他每天晚上都要跑步，一整天都在看书，钻研战争理论，并且撰写正规军和预备师如何移动部署的军事文章。他要牺牲小我的想法萌生，他写了封信，自愿参加海军。有一天晚上，他被发现正从一棵高大的红杉树上用绳索降下来，那天起着大雾，他说他在为战争做训练准备。他从以前的生活习惯中破茧而出，成为自己新生活的主宰者。

这样的改变，在适当程度范围内，是让人着迷的。但是他开始陷入"正义与邪恶、死亡与救赎"的思想旋涡中。他起初用类似基督徒的态度来面对这些主题，平静而温和，也不会牵扯到生活里的其他东西。后来他开始和神说话——一开始相对平静，然后变得狂热，再后来是以吼叫的方式。他的祷告中夹杂对他人的布道，他变得急躁易怒，他的心情在狂喜和哭泣之间摆荡。

在被送进医院前，他正提着猎枪跑出房子。那时接近午夜，他的儿子们尝试阻止他，他就朝他们扔树枝，对他们吼叫。警察在两小时后找到他，当时他在一条干涸河床边的灌木丛里，一动不动，随时准备朝草堆开火射击。警察将他制伏，在朝他背诵他所拥有的医疗和法律权利义务那段话的同时，他所有的能量仍然像泪水一样从眼里涌出来。

在医院里待了几个小时以后，他外在的愤怒已经减退。当我和他沟通时，他表现出的行为模式像是一只在笼子里来回踱步的狮子，他反复不停地说："我就是不明白。"他很清楚自己的情况，知道他自己在做什么，他不明白的是他家人的反应——为什么他的每个行为在家人眼里都显得不合逻辑？他认为每个人都应该跟他有一样的行为才对。

他的固定模式非常单纯，让人印象深刻。亚历山大的第一次崩溃是一次相对纯粹而彻底的精神分离，没有精神错乱或者其他药物引起的乱七八糟的状况。他脱位了，像只迷途羔羊。

我们该怎么处理这位新诞生的战士呢？或许试试多巴胺受体抑制剂？亚历山大不想接受任何帮助，认为被送来医院是毫无意义的，也拒绝接受治疗。在他封闭而高压的逻辑系统里，一切都非常清楚，但也有随时会爆炸的危险。他向我描述他脑海里不停涌现的画面：小女孩和父亲在飞机上，父亲温柔又坚定地捧着女儿的小脸，让小女孩的眼睛只看着她父亲，直到一切结束。我在他面前反而显得犹豫不决。

伴随各种各样的联想，我的脑中也出现几幅画面。这是精神科特有的抽象性——最有效的治疗是建立在科学和语言、医学和文字之上的。这让我每天都沉浸在文字和图像中，在故事和寓言间徜徉，和历史、神经科学、艺术，以及我自己的经验对话——即使这一切最后只是徒劳。在这里，亚历山大的变化让我联想到的第一个故事，是奥维德写的猎人阿克泰翁的故事（或许和我想象亚历山大在希腊小岛间乘着船的画面有关）。阿克泰翁是牧人的儿子，他偷看希腊女神阿尔忒弥斯在河边洗澡，生气的阿尔忒弥斯发现以后，将阿克泰翁变成一头雄鹿作为惩罚。变成鹿以后，他得到了新的力量、新的速度、新的形态——他有强有力的角和蹄。只是接下来的场景变得很糟糕，他变成自己的猎犬——"黑脚""寻路""饥饿""飓风"的猎物，他的猎犬们将他撕咬成碎片。或许在我面前的就是阿克泰翁，被狩猎女神变形，警察和我就是那群嗜血的阿尔卡狄亚猎犬、克里特岛猎犬和斯巴达猎犬，朝着没有退路的悬崖峭壁狂吠。

但是话又说回来，阿克泰翁的新形态——一头雄鹿，毫无意义，但是亚历山大的新形态是有用的——他的牺牲奉献，或许更像圣女贞德。他们都生来远离军事生活。圣女贞德出生在洛林一个小农村里，也就是在那里，她开始听到神秘的声音向她说话。在不为历史人物下诊断（这是精神科医生都很想做，但是不怎么明智的事）的前提下，我忍不住认为这对圣女贞德的改变至少有短暂帮助。她才十七岁，英军在法国攻城略地，而圣女贞德以一个新人的样貌挺身而出，不像精神分裂症患者那样神志不清，她非常清楚她的目标，专注在政治和英法军事战略上。她说服所有人，一起来到法国王子身边，她坚信自己是至关重要的，靠着宗教力量能为战斗注入神圣的灵魂——她拿的是旗帜，不是刀剑，竟然在箭雨中活下来，踏着自己的血，一路走向加冕。

亚历山大的改变，同样发生在一个宁静的村庄里，当时亚历山大的国家也同样面临巨大危难。他的改变来自这个危难的激发，而他的新形态也正适合面对此次危难。有些细节可能不够完美——现代社会主流价值观和他的新角色可能对不上——他可能不是最好的代言人，但是他难道比不上一个才十七岁，没有任何战术或政治训练的小佃农吗？贞德被英军捕获，并且最终被烧死在火刑柱上时，她已经赢得战争，拯救了法国。而我们此时正要"治疗"亚历山大，把他在我们眼中的疾病、他神圣的灵魂给烧死、驱离。我就像个土包子精神科医生，手里拿着中世纪的工具，一切准备就绪，正站在他面前。

在这个充满不确定的一瞬间，我们俩人陷入了只属于彼此的岔流之中，我们迷失在当时弥漫在全世界的伤痛氛围中，那里有燃烧的血肉和掠食者从天而降的气旋。以前发生的故事，我的回忆，如同一条弱小的藤蔓卷须，被涡流带到了表面。

我在波士顿一个户外地铁站的站台上（他们的地铁系统叫作T），背倚靠在铁链连成的栏杆上。十月的晚上已经带了点寒意。那时接近午夜时分，我在实验室忙了一整天，最后实验还失败了，这令我又累又烦。昏暗站台的另一头有两名男子正低声交谈，当时没有别人在场。我接着看到一对背影，一高一矮。我合上眼睛，一边休息，一边和他们一起等车。

当我睁开眼睛想看看车到站了没有的时候，我看到一把八寸长的刀在站台的灯光下闪着银色和金色的光芒，刀尖非常锋利，而且几乎就贴在我的衬衣上，变成了我的一部分，我依稀感觉到疼痛。我眼里只看到这把美丽的刀，注意到它的每一个细节，除此之外，我什么都看不到。我进入了另一个时空，那里什么也没有。在那一刻，我意识到我在世界上经历的每一个事件，参与的每一个互动，做出的每一个决定，都是命运事先为我安排好的，是命运对我的爱。我接受命运的安排来到这里，一种异乎寻常的安详与恩典降临在我身上。

我交出我的背包。高个子黑影将我背包里的东西倒得一干二净，我什么也无法做，只能被动地站着，双眼盯着另一个黑影手里拿着的刀。那是正等着要结束我生命的短刀，像是中世纪战斗结束后，在阿金库尔战役、奥尔良围城后，用来结束在战役中受伤的敌人的生命，以显示战胜者慈悲的短刀。钢刀在地铁站台超现实主义的灯光下仿佛有了脉动，我身体里的每一个细胞都被锁死在它的律动里。

背包里的东西都被翻了出来——我知道里头只有一本发育生物学杂志和七十五美分的地铁票钱。接下来发生的事我只记得片段。有一连串愤怒的对话，那把刀抽搐了一下（不知企图是什么），刹那间我不再保持被动，我记得自己向上挥舞左手臂，借此在身体右侧创造出一个小空隙。我的下一段记忆是我已经在好几条街以外，不知道自己身在何处，在冰冷的夜空下奋力奔跑。

接下来几周，有一股强大的能量跟着我，愤怒和欢快在我心中交织沸腾，像随时会爆发的喷泉。这样的感觉后来减缓成为内心一股轻微的压力，再维持一两周时间，然后一切都被蒸馏提纯，我感到宁静平和，最终那种情绪化为乌有，它消失了，再也没有回来。这是一段小弯路，一程旅途，一场一日游。它在我心里很真实，也很脆弱，但它从来没有突破任何东西。

在我看来，亚历山大与我的区别在于，他的大脑已经休耕多年，一切准备就绪，就在等待某个种子落在肥沃的泥土地里。即使如此，若不是因为"9·11"事件，亚历山大也可能不会患上躁狂症。躁狂症的代价是巨大的，而他的大脑也自动将阈值设得很高，唯有群体面临重大威胁，入侵者从天而降时，他的大脑才会有所反应。他过去务实而平淡无奇的人生，在纽约世贸中心双子塔燃烧的那一刻画下句点。他的改变快速而确切，像是第二次青春期一样，重新定义了他的轨迹。类固醇类应激激素在他的大脑里循环来回，如同毛毛虫体内的生长激素，打破了原本只会蠕动、毫无反击能力的平和状态，幼虫那已老去的神经细胞通过内卷过程，无情、精准、小心翼翼地结束了自己的生命。躁狂随之而来，它是心灵新生的翅膀，是一次"生物学变态"。

或许因为我缺少相关的基因、气质或心境，这样的重生最终没有发生在我身上。也或许因为我和亚历山大的经历不同，我当时是一个人，攻击和威胁是针对我一个人而来，不是针对我的群体。而且我可以逃跑，只需要两分钟恰到好处的肾上腺素等相关神经化学物质，我便足以面对威胁，这就是生物学优雅又协调的"战斗或逃跑反应"。为了面对这样的威胁，人们发生历时数周或数月的固定的行为改变，是毫无必要的。躁狂症，至少在症状与威胁对得上的那些病例里（比如亚历山大的情况），人们的愤怒是持久的（不止两分钟），而且和整个社群相关。无论背后令其发生的机制是什么，它借由一种新的生存方式，提升自我警戒模式，最终形成对自身群体的长期防御机制与目标导向行为。高涨情绪能为社会建构带来能量——无论是硝烟四起，需要建筑防御工事的时候，还是受旱灾侵袭，部落需彻夜迁往水源地，赶在蝗虫卵孵化前种下冬麦的时候——那一瞬间的情绪涌进了大量的正能量，带来的奖励感觉暂时超越了其他所有事情，以此调整一个人的内在价值系统来面对危机。

但是在我们的世界里，躁狂使人感到不安，而且具有危险性：它会伤害患者，社会也要为此付出代价。只有极端少数情况，大家才会认可躁狂症状是必要的。现代社会的内在制度和规矩已经限制了躁狂的发展，如同孵化中的主宰者被困在自己破了个口子却已经逐渐硬化的茧里，它的翅膀被卡在其中，它奋力想要挣脱，翅膀因此被撕裂。

在我们交流的过程中，我可以感受到这股被困住的能量。亚历山大在烦躁不安中，不经意地将他人生中的片段画面也植在了我的脑海里，如同飞机上的那一幕对他的改变一样，不必言传，画面充满了细节，又异常清晰。我放手让这些画面生长蔓延：我看见他在他的客厅里睁开眼睛，那是十月，他刚从希腊旅游完回家。一只被阉割的狗躺在地毯上，它膨胀的肚皮显露在外，让人觉得不舒服，它的呼吸急促。一旁的收音机上满是灰尘，正播放着帕赫贝尔的《卡农》。这只狗就是过去三十年的亚历山大：虚弱，了无生气，毫不协调。他就此起身，出击行动的需求在体内激增。

亚历山大的妻子提议一起去海岸河口附近徒步，观赏当地苍鹭在空中优雅的飞翔姿态，但亚历山大感兴趣的是沙漠里的伯劳和钟鹊，它们是马扎里沙里夫上空的掠食者。响应号召，再次出征坎大哈，从马其顿再次出发东征，这令亚历山大感到旋风般的愤怒，不对，是性欲。他感觉全身上下所有的管道里头都充满了液体，管道的平滑肌充满张力，包裹着里头已经存储了数十年之久的东西。他用尽全力挤出他的所有，他能给予的全部，像喷射机中的燃油一样强劲。

这个世界上没有任何自然方式，可以阻止这个"新生命"的诞生，如同没有自然方式能阻止新生儿出生一样。躁狂症可以持续数周甚至更长时间。不过在医院里，任何分娩过程都能被暂时减缓下来，甚至停止。当亚历山大要求离开急诊室的时候，他的家属急切地要我将他留下。亚历山大的自由和民权在我的照护下被暂时剥夺，他被绑在船桅上，接受奥氮平治疗。奥氮平可以调节多巴胺和血清素，阻断躁狂症。一周之内，他就开始——用我们的话说——恢复正常。

但得到这个临床结果的同时，还有一点令人担忧，亚历山大恢复正常的过程并非痊愈这么简单。临床团队在查房过程中没有一丝喜悦，取而代之的是，住院医生办公室里不断展开关于躁狂症定义的讨论，这些讨论断断续续，有时充满犹豫。此外，还有关于治疗伦理的讨论。

躁狂症绝不能被轻视，也不能将它浪漫化处理。即使躁狂症患者的状态看上去如此有趣——患者充满欢快感，而且能短暂地振奋人心，让大家相信他们带有传染力的信念是可行的——躁狂症终究还是个具有破坏性的疾病。在易感人群里，躁狂症往往不是被威胁诱发出来的，而且常常没有任何意义；它是一个无法预测的疾病，同时可能伴随精神分裂症状、思维崩溃、自杀性抑郁，甚至死亡。

在今日社会，关于躁狂症的价值和意义没有共识。但是一个人充满能量与活力的状态在不同地理环境、风俗民情下，是有共识的。但并非所有这些状态都能被归类到同一个框架下。世界上存在很多不同的状态，例如马来西亚的amok——在经过一段高强度的沉思静默之后，发生的被害想法以及疯狂行为，还有西非以及海地地区的bouffée délirante——突发的激烈行为，以及兴奋、妄想状态。这两个状态，包括躁狂症在内，在全世界都广泛存在。它们各自代表的，可能只是某一个更加复杂、具有多面向的复合体中的某一个层面而已。这个复合体包含各种可能的行为以及被改变的状态，不同文化会用不同角度去切割、诠释各自想要描绘的状态。

人类进化至今，显然还没找到一个可以始终维持情绪高涨的理想方法（如果这个方法真的存在）。我们知道有许多基因和双相情感障碍有关联。我们的基因组是人类进化奋斗过程中最好的记录，它满载以前各种修补的痕迹，这些修补至今都还需要不断改进。"为什么某些基因病会普遍存在？"在精神病学以外的大部分现代医学领域里，我们已经可以提出这样的问题，甚至回答这些问题。比如镰刀细胞贫血为什么会广泛存在？我们已经知道这和三日疟原虫有关。它和我们人类共生了数百万年之久，和我们一起演化，和我们的血细胞和免疫系统不断彼此呼唤与回应，最终造成了这个给人类带来痛苦的结局。

许多现代人都患有镰刀细胞贫血以及被称为地中海贫血（这是它的经

典名称，因为它普遍分布在地中海周边区域）的相关疾病，他们都有赤道旁地区的基因源，这个地区是疟原虫和它们的传播者蚊子的栖息地。这类疾病是以血红蛋白基因突变的形式发生的。血红蛋白是我们红细胞内的蛋白质，负责将氧气运送到线粒体，而线粒体也曾经是外来的微生物（这一点和疟原虫很类似），现在变成和我们的生存息息相关的共生伙伴。疟原虫会想尽办法入侵到我们的红细胞内，而血红蛋白的突变基因则会阻止这个古老的敌人在血液内扩散。但是这个突变基因也会让红细胞的形状发生改变，并引起疼痛、感染、中风等症状和疾病。

　　人类带原者如果只有一个基因发生突变，通常不会有任何临床症状发生，只有当两个突变基因结合在一起的时候，才会导致像镰刀细胞贫血这样的疾病症状。囊肿性纤维化也是如此，但是与囊肿性纤维化单基因带原者不同的是，镰刀细胞基因带原者对疟疾有更强的抵抗力，也因此在进化过程中具有明显优势（至少在今日医疗科技的理解范畴内）。只有当两个突变基因结合在一起的时候，才会发病，付出严重代价，而单基因带原者却不会生病，反而能享受到更强的抵抗力带来的优势。这样的基因突变应该只是临时补丁，做了简易修补，基因本身还在痛苦而漫长的自然淘汰长流里角逐竞争着。

　　镰刀细胞告诉我们，只有在更宽广宏伟的视角下去看待人类进化的过程，才会发现疾病以及患者有其存在的意义。虽然对科学家来说，这样的视角并非轻易就能找到，但是事物背后的科学解释具有非比寻常的价值，因为唯有如此，人类才能将自己从神秘主义和诽谤问责中解放出来。然而精神病学一直以来没有这样的发现与解释。精神疾病比任何其他疾病都可能造成更严重的后果（包括死亡、致残性，以及全球发病率），但是精神疾病至今仍无法像我们解释镰刀细胞贫血一样去溯源。精神疾病为什么会存在，现今依旧没有一个确切的答案。

但是神经科学已经发展到了转折点。人类有史以来第一次可以从生物学的角度去阐述这些疾病的科学本质是什么。我们研究了包括镰刀细胞在内的所有使人类健康或生病的因素。在研究精神疾病的发病率问题时，我们也应该将演化因素纳入考量范围，正如多布然斯基在1973年写下的名言：除非从演化视角来阐述，否则生物学的一切都说不通。

如果提出的问题很幼稚，或者不够完整，那么关于生存和繁殖之间的权衡思考，就很容易令人陷入误区。比如，精神疾病对病人造成的伤害是非常明显的，但究竟是谁会从中获益（如果真有人获益的话），才使这些特征被保留并传承下来？以镰刀细胞特征为例，受益人（单基因带原者）和受害人（双基因突变者）是不同个体。精神疾病也是同样的情况吗？是否只有近亲才能获益？又或者，精神疾病在某个时间点上能直接带来某种好处和优势？

我们必须承认，当今世界上找不到上述问题的答案。进化过程十分缓慢，而文化改变又如此快速，我们所处的社会始终没能接近稳定状态。人类的不完美，或许恰好可以帮助我们在这个世界上立足。但我们还有希望能够回答以上问题；我们所拥有的特征和状态，直到最近（甚至直至今日）还与我们的生存息息相关，凡是与人类生存无关的特征，会快速消失，它们只在我们基因组的潮湿沙地上留下足迹，随着世代更迭退去了。哺乳动物，在演化过程中一旦出现奶水，蛋黄的基因就马上消失了（虽然与蛋黄有关的基因片段依旧存在于哺乳动物身上，包括我们人类的基因组里）。洞穴鱼和洞穴蝾螈，长期穴居在黑暗中，经过几个世代的繁衍，最终失去了眼珠，只剩一层皮肤包覆在眼眶上，成为一个不再需要的感官遗物。

作为一只洞穴蝾螈，想要明白这个奇怪的皮肤背后的道理，必须得理解某个超越其想象的世界——彼时它的祖先活在光明的世界里，脸上那一对洞的价值何等重要：它们在光明世界里传递重要信息，可是当今身处黑暗世界，这一对洞却成为弱点。同样，想要理解我们身为人所具有的如此深奥而复杂的感觉，以及我们自身的弱点，从当代角度是找不到任何解释的；或许从过去出发，研究人类如何演化成我们今日的形态，不失为一个寻求解释的好方法。但是必须注意：首先，我们缺少数据，而且我们的想象非常主观，我们思考的角度有限，又常带有偏见。这些都会令完整与破碎之间的界限发生变化、模糊化，甚至会因为我们靠近它而消失不见。

现阶段想明确进化过程在精神疾病里所扮演的角色是不可能的。但是在思考精神病学的宏观问题时，必须同时思考人类的起源以及进化过程——毕竟生物学里的所有东西，都经历了好几个世代的冲突、妥协与考验。十多万年前，一个单纯的狩猎采集者，或许不需要处在长时期的躁狂中；他面对威胁与冲突，可以选择直接止损，放下过去，继续向前走，去寻找地平线另一头新的可能性，这个结果或许最有利。但是随着演化发展，我们开始建造房屋、农舍，组建社群，形成多代同堂的大家庭和文化，当我们再面对急迫的威胁时，或许将我们的情绪提升到某一种状态，才是最好的应对方式，即使这种状态无法长久持续。

神经科学对躁狂症和双相情感障碍的理解和认识非常有限。躁狂症和双相情感障碍各自有不同的严重程度，但是它们共有的特征是躁狂状态。躁狂症并非一个二元状态的疾病，它有许多不同等级，严重程度从轻度躁狂（一个长期的情绪高涨状态，但是不需要住院治疗）到复发性躁狂（每发作一次，病情便加重一次，甚至会出现精神分裂症状，丧失现实理解能力。如果不治疗，最终会进入类似痴呆的状态）。

对躁狂症感兴趣的神经科学家已经发现了某些类型的神经细胞与躁狂症核心症状之间的关联。比如多巴胺神经元和引导动机与寻求奖励行为有关——在躁狂症里，这两个行为都明显过分表达，出现我们称为"目标导向行为增多"的特殊症状。亚历山大"重获新生"后所做的各种各样的项目、投资、计划，他展示出的精力，就是最好的例子。多巴胺神经元因此吸引了科学家们的注意。除此之外，与昼夜节律有关的神经环路也是科学家们的研究对象，因为躁狂症的主要症状之一——在亚历山大身上非常明显，同时也是诊断标准之一——就是对睡眠需求的明显减少。这个症状尤其有意思，因为躁狂并不会造成睡眠质量下降（也不会造成与睡眠质量下降或者失眠相关的问题，包括无精打采、嗜睡等等）。躁狂症患者对睡眠的需求真的减少了——如同亚历山大所表现的一样，他们保持头脑和身体长期高效能运转，而且还不需要怎么休息。

　　这些关于多巴胺和昼夜节律的神经环路所提供的线索，是否就包含了通往躁狂症谜团的核心路径呢？2015年，在光遗传学技术的帮助下，科学家开始研究多巴胺和昼夜节律神经环路的关系。科学家发现，在带有昼夜节律调控机制相关基因突变（这段基因叫作Clock）的小鼠身上出现了与躁狂十分类似的状态，具体表现为长时间的高强度活动。而这样的状态，又与多巴胺神经元高度神经活动同时发生。多巴胺的升高，是造成小鼠疯狂活动的原因吗？通过光遗传学技术，研究团队发现提升多巴胺神经元活动，真的可以诱发类似躁狂的状态；不仅如此，抑制多巴胺神经元活动也能够逆转带有Clock基因突变的小鼠的类似躁狂状态。我们距离深入理解躁狂症还很遥远，但是在光遗传学技术的帮助下，我们得以将躁狂症中的两个假设的主要神经通路结合在一块儿。研究再往下走，或许得考虑到多巴胺神经元并非单一群体，而是由许多亚型神经元共同组合而成；在哺乳动物大脑发育时期，有可能通过某种方法将它们一一识别出来。未来的研究方向包括寻找与躁狂症相关的神经元亚群，比如投射到与行动和计划相关的大脑区域的多巴胺神经元。

　　人类还有什么基因与躁狂症相关呢？双相情感障碍是具有遗传性的，在家族中有很强的关联性，但是很少有单个基因就能独立决定一个人是否会患有双相情感障碍——就好比基因与身高的关系，身高是由许多基因共同决定的，每一个基因都贡献一点作用。关于双相Ⅰ型障碍的全人类基因组研究发现，有少部分基因相对稳定地反复出现在有家族史的受试者的基因组里。双相Ⅰ型障碍就是带有自发性的严重躁狂症，是具有最强遗传倾向的精神疾病。ANK3是已发现的基因之一，它专责生产一个叫作锚定蛋白3（ankyrin 3，又叫ankyrin G）的蛋白质。这个蛋白质负责组织神经轴突起始部位的电传导基础构造。这部分是所有神经元输出缆线的第一段，而正是这些缆线与它们对应的接收者，透过电信号将大脑不同部位的脑细胞串联在一起。

这些基因一旦突变，会造成锚定蛋白3产量不足，最终造成某部分人罹患双相情感障碍。2017年，科学家在小鼠身上"敲除"（删除）了锚定蛋白3，创造出一种全新的小鼠品系。这些小鼠的神经轴突起始部位因此变得一团乱，而且带有某种趣味。神经轴突重要位点上会出现的抑制性神经突触消失了。这些神经突触就像是阻尼器，可以防止神经过度兴奋。它们消失以后，小鼠表现出类似躁狂的特性：例如生理活动明显增多，包括一般活动，以及以克服压力挑战为目的的活动，也即是它们的目标导向行为增多。神奇的是，小鼠这样的行为模式可以通过药物抑制（包括锂），而用锂治疗人类的双相情感障碍也非常有效。

精神科医生和神经科学家对ANK3的发现都非常感兴趣，虽然这个基因突变仍然无法单独解释人类的所有躁狂症，而我们对双相情感障碍的理解更是长路漫漫。我们也不清楚躁狂和抑郁——双相情感障碍的另一个极端，它们之间的关联。躁狂症时常以严重抑郁的形式结束，许多患者反复在兴奋状态和低落状态之间摇摆：患者从躁狂到抑郁，或是从抑郁到轻度躁狂再到抑郁。没有人知道为什么会这样，ANK3的研究结果也无法提供答案。是否存在某种神经资源被躁狂状态消耗殆尽，才导致情绪滑落到抑郁状态？又或许是机体系统过度矫正的结果，在威胁消失以后过度调降躁狂状态，而有时候又会过度调升抑郁状态？它确实是一个不精准的补丁——人类作为一个群体，或许可以忍受突变的存在，但与这个疾病共同生活的人，就没这么幸运。

文明的进化速度远快于生物的进化速度。在当今世界，个人的影响范围无远弗届，影响力跨越的时空深远无比，这也让轻度躁狂和躁狂症患者变得更危险，更具有破坏力。过去某些历史人物，如同亚历山大一样，也背负类似的担当，尝试去面对他们那个时代的挑战。他们也在某一段短暂的时间里，找到自己充满活力、乐观以及魅力的状态。从某种角度来看，那就是一个人提升的表现，但是灾难最终降临在许多人身上。对亚历山大来说，他生错时间，生错地点，他没有足够安全的机会去完成他的蜕变，去回应他的号召。

病人出院的时候，就像离开鲍姆在《绿野仙踪》里描述的奥兹国一样，每一个人的世界都已经发生变化。他们会收到一份送别的礼物，有些外科病人甚至收到一颗全新的心脏作为礼物。我们在医院里常说，在精神科，病人就像是桃乐茜——他们只需要回家而已。这是亚历山大唯一的路：强迫治疗，恢复正常，再被放回到自己的社群里，这是每一个关心他的人的共同目标。

在一年之后的随访中，亚历山大的妻子形容他处于"出生以来最好的状态"。他的疾病带来的阴影，像是乔伊斯在《尤利西斯》里所描述的，

"黑暗在光中照耀，而光明却不能理解它"。虽然不再处于躁狂状态，他仍然无法否认他当时进入的状态以及当时的行为，他仍然不明白我们为什么如此反应。我觉得他多少还是有点闷闷不乐，但至少他又可以和妻子生活在一起，再次回到退休生活，不用重新规划什么，也不会造成什么严重后果。他可以再一次在有苍鹭的海岸散步。

第三章
边缘型人格障碍

十九岁的亨利，被发现裸着身子在公交车车厢过道上打滚。当医护人员抵达现场时，他告诉他们，他正想象自己在吃人，而且看见自己浴血、吃肉的画面。

我们随时都能放下快乐，但是我们无法同样轻易地忽视痛苦。或许正因为如此，比起快乐，痛苦更容易成为指导行为的强大力量。

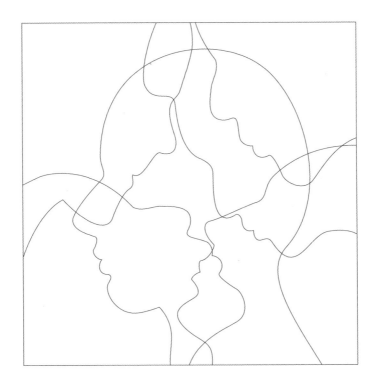

如同愿意造成痛苦一样愿意承受痛苦，如同愿意造成压力一样愿意承受压力，她的人生就是一场实验——自从她母亲的那段话带她飞上了楼，自从她生命中最重要的责任在河岸上被剥夺，只在河流中央留下一个封闭的空间。第一个经验告诉她，除了自己，没有别人可以依靠；第二个经验告诉她，自己也不值得依靠。她没有中心，没有支点可以让她着力围绕、生长。

——托妮·莫里森《秀拉》

十九岁的亨利，被发现裸着身子在公交车车厢过道上打滚。当医护人员抵达现场时，他告诉他们，他正想象自己在吃人，而且看见自己浴血、吃肉的画面。但是在他被警察紧急送到急诊室以后，亨利告诉我（一名值班精神科医生，被叫来对他进行评估）一个任何人都能够体会和理解的故事，也是一个经常听到的故事。他说他失恋了，这让他非常绝望，他上了那辆公交车，产生了轻生念头，最后来到我面前。

我还没有开始推测他的病情——还有太多可能性存在——且让我的头脑自由发挥吧。我想象亨利所形容的三个月前初次邂逅的浪漫画面。谢利穿着毛皮短外套，跪坐在公交车破旧的塑料椅垫上，紧紧靠向他，亲了他一下。当时他们正参加教会的出游活动。这个动作仿佛一道阳光穿过云雾一样，亨利早已习惯了寒冷的感觉，他肌肤上这突如其来的浓烈温暖，让他既惊喜又着迷。谢利的体温，她的饥渴红唇散发出来的热度，和太阳一起涌进亨利的心中。是她，让亨利与世界产生了联系，而在亨利内心深处，谢利就是一切。

但是现在，还不到三个月，这一切关系又消失不见了。仲夏的太阳变得冰冷无比。亨利做出两手十指交叉合在一起的手势，意图示范给我看他如何遮住自己的眼睛，遮住两天前谢利开车离开餐厅停车场的画面；谢利那天晚上和他提出分手。亨利自此一直想遮住谢利驾车离开时，明亮的红色车尾灯闪烁的画面。她离开他，寻找另一个人去了。亨利一无所有；他和谢利之间的联结没了，似乎他和所有人的联结都没了。

亨利遮住谢利离去的景象，我认为是个很不成熟又奇特的防御机制，比起成年男子，这个手势在孩子中更常见。他在八号房间里重演这些动作给我看，而且表演途中，他一直在观察我的反应。我看着他，他的手越抬越高，直到松垮的汗衫袖子褪到手肘处，露出前臂上纵横交错的新鲜刀疤：赤红、原始、残忍的平行四边形。这是一个很重要的发现，似乎他是故意露出来给我看的，因为痛苦和空虚。透过他割裂的皮肤，已经可以看见他贫瘠的内心深处了。

那一刻我的脑子里出现了一个画面，同时带有一个简短的诊断。他对其他人产生的血腥暴力的想法，拿刀割自己的身体，在公交车上的奇怪行为，还有因为不想看到谢利离开而遮住自己的眼睛，所有关于他的症状的神秘细线，每一根都如同一个谜，但是如果考虑到它们之间的交会点，一切就说得通了。

我给亨利下的诊断是边缘型人格障碍（它目前是精神病学的一个诊断名称，但是随着时间的推移，名称可能会发生变化，比如叫作情感失调症，一个更能反映疾病症状的名称。但是无论名称是什么，它都反映了某种持续、普遍、根本的心理状态）。边缘、人格、障碍，这三个看似简单的名词，解释了为什么亨利处在如此混乱的状态中，解释了他扑朔迷离的复杂情况，而且尤其解释了他的心理，已经处在虚幻与真实、不稳定和稳定的边缘上。他挡住车尾灯的光线，只为拒绝接受那道光所隐含的意义，只为保护他已经受到伤害的真实内心，只为得到某种简陋的控制权，这个控制权决定哪些东西可以透过皮肤进入他的身体里。

虽然每一个病例都不一样，而且我从来没有看过哪一个人像亨利一样，出现这些症状的组合，但是随着我的提问，更多新的细节浮现，而且也都符合典型疾病模式。他吃人的幻想，让医护人员都很震惊，他最后吐出了实情——他从没想过要真的伤害别人，但是他讨厌街上的陌生人，只因为他们是"人"。亨利看到人的时候，他看到的是他们的内在，还有自己体内也有的他人的内在。

太阳会伤人，又冷酷又强烈。为了重新创造谢利第一次在汽车上亲吻他的感觉，亨利在公交车上脱光衣服，似乎想要找到一片皮肤，在那片皮肤上，阳光照射的感觉和以前一样。他看见到处都是血，他在游泳，在跳水，在溺水。根据《加州福利与机构法规》第5150条，这已足够让警察将他送到最近的急诊室去了，也就是送到我这里。

有一部分因为《加州福利与机构法规》第5150条而被送来的人不希望住院，有的人则想住院。我的角色就是替医院找出哪些是真正需要帮助才能活下去的病人。作为住院部精神科医生，我有两种选择：让亨利出院，或者根据法律让他住院——住进封闭式管理的病房，不顾他的意愿，他无权离开，但住院时间最长不超过三天。

我已经清楚如何诊断他了，现在该是处理病历，完成评估，最后做出决定和治疗计划的时候，也就是说我得从亨利说的第一句话开始写起。我低头看我的笔记，回想我走进亨利人生的那一刻。

在大量金钱因为科技热潮涌入硅谷，并为当地的医院急诊科室带来现代化改造以前，小小的八号房间，在过去二十多年里，一直是硅谷急性精神病患者的主要诊间。许多设计和制造我们这个各方面紧密结合的硅谷世界的人，过去都曾来到这间孤立的、厕所一般大小的房间。硅谷是他们的家，这里是他们的医院，连个窗户都没有的八号房间，则是急性精神疾病照护的诊间，它也是通往硅谷最人性、最脆弱的内心的一扇窗。如同一个家的窗户，八号房间在硅谷扮演着重要角色。

但是八号房间昏暗又拥挤，刚好放得下一张推床而已。外头站着一名身穿制服、和蔼可亲的警卫。里面有一张给精神科医生的椅子，放在离门近到不能再近的位置。急诊室里的情况无法预测，急诊精神科医生（以及其他急诊医护专家）必须能够找到逃生路线，并且待在这些路线附近，以防随时在互动过程中出现意外。

我第一次接触亨利的时候，就感觉似乎有必要计划我的逃生路线。亨利戴着一顶棒球帽，身穿牛仔裤，他比我高，也比我重，尽管他还没有像运动员那样的体形，但身上都是肌肉。而且他看到我的时候，他的脸似乎因为厌恶而扭曲。我试图保持冷静，不在脸上露出任何表情，但是我已经感觉自己的肚子里在打结，腹部因此而收紧。我把房间门敞开，简单自我介绍，在他面前坐下，然后问他为什么被送来我们医院，一步步地把急诊室里的杂音过滤掉。我的医学训练要求我，病人开口说的第一句话，必须是我们临床记录的第一段文字。

精神科医生首先必须是全科医生，在急诊室、在普通内科病房做各种器官系统的疾病诊断，治疗的疾病从胰腺炎到心脏病到癌症都有，直到最后把专业定在大脑。在取得医学博士学位后，长达一年的综合内科培训过程会强化我们的医疗行为规范，包括在什么样的节奏下汇报患者信息，而且汇报顺序要完全符合主治医生的要求和预期（主治医生就是听汇报的上级医生）。这如同宗教、律法一样严谨的汇报顺序，是从患者的年龄、性别、主诉这三样开始。主诉就是患者用自己的话，诉说今天来急诊室的原因。"七十八岁女性，主诉：咳嗽，进行性加重两周"，一段公式一样的汇报，一定会出现在医疗史、身体检查、实验室检查等其他汇报内容之前。这个规矩在医学上有它的意义，因为它会帮助医护人员把注意力集中在一个正在发展的问题上，尤其对同时患有许多慢性疾病的患者而言，如果先汇报其他东西，反而分散对核心问题的注意力。

但是医学常规和惯例，不一定能被实际应用在精神科里。在经历一年医学实习之后的精神科专科培训期间，这样的转化应用尤其困难。初出茅庐的住院医生，得花点时间调整自己，学习精神科独有的节奏，因为来精神科的患者说的第一句话，如果直接写在病历记录上，会有点奇怪。例如"二十二岁男性，主诉：我能在我的身体里感觉到你的能量。""六十二岁女性，主诉：我需要赞安诺①才能在心理治疗的时候哭。""四十四岁男性，主诉：这些王八蛋想要控制我。我死了你就无法再跟踪我了吧，你可以吗？"但我们还是要把它们记录下来。

我用我标准的开场白，引出了亨利的主诉。我问他为什么被送到医院急诊室里，并且认真地记录下他的回答。我在记录里写下的第一句话是：

"十九岁男性，警察带来医院，主诉：我爸爸说，'如果你要自杀的话，别在家里自杀。你妈妈会怪我'。"

我记得当下我立刻想到了很多问题要提问，但是亨利没有任何停下的意思；他才刚开始，正要对我推心置腹。他说话很快，言语表达很流畅，又条理分明。现在回头看，他所有的描述，都符合"边缘型人格障碍"的诊断。他提到分手是他抑郁并产生自杀念头的原因，那段爱情曾经如此完美。几个月前，他们才在教会的出游活动上接吻，两天前，他们却在圣罗莎一家餐厅分手了。他回忆分手后的两天，他的经历就像一段简短但折磨人的迷航。他第一次偷偷割伤自己，到他父亲家（他们不住在一起）给他父亲看他的伤口，然后在他父亲说了那些令他震惊的话以后，跑出家门，上街跳上一辆公交车，疯狂地想要找回他和谢利最初拥有的那种感觉。他一边描述，一边提到他父母在他三岁的时候离婚，而且还清楚记得他在母亲的大腿上哭喊"不要那个新爸爸"。但是母亲的表情沉着而淡然，并没有因为儿子的眼泪而改变。亨利描述了当最相爱的两个人，一夕之间变成

---

① 赞安诺：一种抗焦虑药。——译者注

了彼此最痛恨的两个人时，他们家庭的破裂，还有随之而来的混乱。他描述了他原本的价值观，包括正面和负面的，如何莫名其妙又彻底地被颠覆。他描述了他如何学会在两个完全不同的世界——两个屋子，父亲的家和母亲的家——里生活，而这两个世界永远没有任何互动。他描述了他不能跟其中一方提到另一方；为了生存，他被迫创造了两个完全不同而且互不相容的现实世界。

他诚实地告诉我，他对随行医护人员以及急诊医护人员说那些血腥食人画面不只是为了和他们保持距离而已，身边所有人确实都让他感到恶心。

如果我还是医学院学生的话，我可能将他误诊为"精神分裂症"或者"精神病性抑郁"。因为这两个疾病的患者也都和现实世界分离。但是亨利很清醒，他的思绪条理清晰；他还没完全分离出去。只有具有"边缘型人格障碍"的人，才能在现实和扭曲世界之间来回移动，能说两种世界的语言，同时具有两种世界的身份，他们还不到妄想的地步，但是框架已经变化，如此他们才能面对一个充满敌意又不可预测的现实世界。

边缘型人格障碍患者，无法将自己和自己以外的东西清晰定义出来，无法像定义实体的属性和价值那样明确。他们无法比较世界上不同情况、不同人际互动的不同价值，这都造成他们无法根据情况做出合适的反应。例如，他们会因为一个不太可能发生的事，产生很多灾难性的想法，或者对人与人之间的取舍关系产生过激反应。仿佛他们正在发展自己的一套货币，再以货币量化的方式去比较不同的感觉、行为和价值观。

边缘型人格障碍患者常在童年时期经历过某些创伤。他们这套看似极端且没有必要的行为反应模式，正是他们面对创伤继续生存的方法（这样的情况在其他疾病中也会见到，有时候也会出现在正常人群中）。这也反映了他们认知的现实：世界上不存在一套单一，永恒不变，又能站得住脚的价值体系。患者的其他个人发展则停滞在早期阶段，比如成年以后还继续使用儿时的毛毯、填充玩偶等物品。孩子们处在压力下，这些物品能带给他们安慰，让安全感从一个环境被带到另一个环境中去。亨利遮住眼睛不看谢利离开的动作，就是一个孩子的防御机制，他宁愿将其拒之门外，也不要面对他无法承受的现实。他的这些行为会让朋友、家人和照护者感到不安，但是他人经过慎思和领悟，也能激起对他的同理心。

许多边缘型人格障碍患者（还有许多不是病人，但是也有部分症状的人群），成功地隐藏了他们的弱点。一部分人会把他们的秘密诅咒隐藏起来，这个诅咒也是一个无声的释放：他们会故意割开自己的皮肤，在手臂上，在腿上，在腹部，这些伤痕只在有用的时候才会给别人看。亨利在这里故意将他的伤痕露给我看，这能满足他的什么需求呢？他知道这样做会在我的系统里、我的心里引发某种东西，才故意将伤痕露给我看吗？边缘型人格障碍患者往往令人觉得他们是情绪诱导大师，他们会在他人内心激起无法承受的负面或者正面情绪，以此达到他们的目的，包括住院这件事（住院有时候是他们背后的目的，即使没有任何自杀企图）。

我现在回忆亨利将手臂举起的姿势，他一边表演一边注意观察我的反应，我越发觉得他在那一刻极具操纵性。我认为他并没有真正的自杀意图（我的想法是因为他故意摆出那些手势而改变的）。他也没有和血有关的幻觉，他也不想要吃人，他也没有明显的犯罪企图和反社会企图；就我目前问出来的病史，除了他自己以外，他并没有伤害任何一个人。既然他还没实际尝试自杀，我确信亨利大概不想死，至少目前还不想。虽然他的痛苦是真实的，他故意露出那些伤口给我看又是另外一回事；他是在现实与虚幻的边缘上，疯狂地寻求关爱和来自人的联结。他想跨过他割开的皮肤，进入别人的身体里，潜到深处，疯狂地抓住与人联结带给他的温暖，这份温暖就像一条毛毯。然而这份温暖随时可能消失，他在寻找那份永远不会再出现的深厚羁绊与肌肤之亲。"他母亲的表情沉着而淡然。"

我还有好多临床工作需要紧急处理——有许多联合会诊病人，有从外院转过来的患者，还有封闭式病房里的一个患者可能出现胃肠道出血，我的能力有限。也许亨利已经在怀疑，因此他策略性地讲出他的故事，他知道如果说得不好，我会在当天晚上就让他出院，他就得独自回到帕洛阿尔托那片寒冷的涝原。他只是想从我这儿得到某样非常珍贵的东西：我，我的时间和精力。

当我意识到这一点以后，我感到如芒刺背；那是在被别人侵犯时，皮肤上出现的带有自我保护意识的愤怒。即使我知道他的痛苦是真实的，我的同理心也不能超过临床和理智判断。我进入了某种状态，这个状态大家都曾有过，它让我对我的同理心不屑一顾。从脖子到头皮，我的毛发竖起，这是哺乳动物特有的愤怒感受，它的起源古老，它"定义"了我们的皮肤，我们的屏障，还有我们自己。

每一种感情都伴随某个生理特质。比如恋爱的时候，会有胸口冒泡的感觉。自己被侵犯的愤怒感受，表现在我们的屏障——皮肤上。在我们的祖先身上，这样的反应可能是为了装腔作势才出现的，因为耸立的毛发会让我们看上去更加高大。但是现在，人类皮肤上几乎没什么毛发了，这样愤怒的感觉只有我们自己能够感受得到，就像是个别人看不见的人类遗产，也只能在我们自己内部发生作用。亨利进入我的内心，在我心中激起这样的感受，这个感受和我们数百万年前的祖先从他们的毛发上面体验到的感受是一样的。脖子上的皮肤器官压缩毛囊，使毛发竖起，让他们呈现在世界上的形体变得更加巨大。它想要表达的是，这是我；你应该知道，我可不只有这一点能耐；我非常重要，我说了算。

这种感觉没有名字，而且让人亢奋。它是一种正向和负向情绪纠缠在一起的状态，是快乐和愤怒结合产生的奇妙的麻刺感。情绪高涨，自我膨胀，我感觉我正在升起，我的视野变得更广阔，毛发随着高潮来临而竖起。我变得更大胆，我可以探寻危险的事物。在那一刻我能承受任何冒险的结果。"感觉就是极限，极限就是感觉。"然后，我项背上的毛发慢慢躺平；我有一张执业医师证；我是个穿着白大褂的专业人士，住在一个充满限制的文明的星球上。我的感觉在达到巅峰后退去。这个原始的居主宰地位的感觉减弱了。

从前面对边缘型人格障碍患者，我就有过这样的感觉经历，但是亨利不知道他现在正在引出这样的感觉。婴儿也会在父母身上诱发感受，不需要任何教导他们就知道怎么做。亨利很年轻，又缺乏经验知识，他属于婴儿型边缘型人格障碍。他是一个人类哺乳动物，躲在一个破碎的地洞里。这个地洞在他三岁的时候就破了，从那时起，他就成为边缘型人格障碍患者。他被冻结在时间里，他的防御机制和孩子一般，但是他拥有随时可以突破我的防线的工具，随时准备越过边界，进入我的皮肤，一路到我最深处的、最古老的内在。

皮肤既是疆界，也是卫兵。皮肤是从胚胎的外胚层发育而来的。外胚层是我们身体的疆界，是最表层的细胞，是它造出了一个人和外界之间最基本的边界。外胚层创造出我们的感受，也是我们面向外面世界的瞭望塔。外胚层是皮肤里的器官，能侦测到触摸、震荡、温度、压力，还有疼痛。我们的大脑也来自外胚层。虽然今天它存在于我们的身体里面。因此，外胚层最终负责一个人的所有边界，包括心理上的和生理上的。

毛发和皮毛同样来自皮肤，很有可能是从胡须演化而来的；这些长在口鼻部位的纤维，为我们最久远的、住在地洞里的祖先提供了触觉。他们在地洞里躲避住在地表的恐龙，一躲就是四千万年，直到一颗陨石坠落，颠覆了一切：哺乳动物在六千五百万年前被送到了空无一物的地表上，大部分其他物种则走向灭亡。这些最早形式的毛发，能在黑暗中感觉地洞的形状，判断其大小能否让头部通过，以此评估进入地洞是否能取暖，或者能否从洞里头逃出来。毛发设计的目的是让生物感受自己与地球的亲密关系。

随着逐渐进化，人类的胡须越来越粗，数量越来越多，在黑暗地洞里探路时产生的感觉也越加丰富。然后我们就这样误打误撞地发现了一个全新的边界。我们发现毛发可以用来保温，借由自然淘汰法则这一盲目的力量，毛发长满了全身。地洞里的哺乳动物，如果生来就具有浓密的胡须作为触觉器官，便更能适应温血动物的生活形态，在寒冷的夜晚节约热能，即使在太阳被遮挡的寒冷日子里，也能生存下来。

这些事先就被设计好的触觉皮肤器官在接下来的数千年里爬满人类全身，而且它又被发现具有新的功能。人类在面对威胁的时候，脖子上和背上的毛发如果竖起，可以像响尾蛇的尾巴一样产生警告作用。我们最早的皮肤器官，现在也和边界上的卫兵一样，会对入侵行为做出反应。而且，虽然竖起的毛发是对外界发出的警告，但在"我们"（能形容自己内在感觉的哺乳动物）出现的时候，毛发竖起的同时，某个东西也会伴随出现，这个东西已经藏了很久，它是一个内在感觉，是某个状态的一部分，是对自身而言很重要的一个信号。毛发原本只是一个距离大脑十分遥远的外周皮肤器官，现在它能将个人疆界的完整性汇报给大脑，而且有生理也有心理信息，还能对入侵行为做出反应，向外在世界和内在自我发送信号。

我们人类最终又失去了大部分曾遍布全身的毛发，但是这个感觉，这个威胁与成长结合的奇妙感觉，被保留了下来。这或许是哺乳动物第一个特有的内在状态，一个真正原始的状态，一个很久以前就在黑暗隧道里诞生的感觉。

皮肤是我们与外在世界之间的守卫，它的色素赋予我们形体颜色，它会感知和传递信号，是我们的皮肤定义了自我的边界。皮肤是我们的脆弱之处，是我们失去热能的地方，我们必须透过皮肤和外界发生接触，去活着，去交配。皮肤扮演许多角色，因此它拥有许多不同的形式，同时充满各种矛盾。在我们柔软的腹面，沿着中线，从喉咙到腹部到盆部，我们人类的正面，是从面朝下的四脚爬虫类或早期哺乳动物分化而来的。血液朝着身体表面流去，我们因此会脸红，也会肿胀，我们可以向外界探索，产生功能，发生结合。但是那让我们毛发竖起，充满愤怒，感到边界被侵犯的麻刺感，却是在我们的背上被感知和表达的。背部是我们人类更神秘、别人更加注意不到的那一面；而且在我们与他人发生冲突时，我们的背部居然是背向他人的那一面。这是因为在人类演化成直立动物以前，背部的确曾经是外界更容易注意到的那面，如同猫科动物和狼的颈部背部一样，背面毛发竖起，能帮助我们扩大形体的存在感。

当精神科医生的毛发因为愤怒而竖立，因为领土被侵犯而做出反应时，部分精神科医生会根据他们自己的内在感受（如果他们有注意到），做出人格障碍（如边缘型人格障碍）的诊断。医生聆听自己的内在，注意自己被病人诱发的负面情绪，意识到这些感受很有可能也是其他人对患者共有的反应，然后将这些观察应用在治疗上。这个临床上的小技巧还没有成为常规方法，就算不完全科学，也是精神科里的一门艺术。一个进化痕迹，神奇地成了诊断工具。这样的方法存在很多风险，包括自己的感觉可能是错误的。但是如果病人激起了医生的防卫意识，那么他很有可能也在其他人身上激起同样的感受，而这就成为病人生活中与人相处时主要的困难所在。一个有智慧的医生，会将注意力放在这件事上，并围绕这个事件提供有效咨询和治疗。

这样的移情作用也会发生在正向感觉上。病人或精神科医生可能会进入某个自己过去创造的角色，而这个角色，又曾经在对方过去的人生当中出现过。作为精神科医生，有时候我们会发现自己就适合这样的工作，如果创造的角色是正面的，只要医生能意识到移情作用的发生，监测它的变化，确保它不会扭曲照护过程，移情作用就能强化治疗联结。事实上，几乎无法避免的是，亨利最后说了一句话，帮助我建立了与他的联结。那句话可能是在不知情的状况下说的，也可能完全算准了我内心的想法。就在我准备结束问诊，确信他那天晚上不会有伤害自己的行为，但是还不确定该让他住院还是出院的时候，他说了一句话，"我只是想让我爸妈在一起"。

在他的所有诡计和对我的误导中，至少这句话是真实的。这是唯一重要的事。这背后潜藏着希望，他想要把破损的边缘连接在一起，想要修补破碎的自我。身为一名单亲父亲，我听见了我儿子的声音，我再次感受到在我儿子两岁的时候，我们家庭的破裂。这个感受持续了许久。

我注意到这个移情作用。我提醒我自己，我能做的很少，我懂的更少。我根据《加州福利与机构法规》第5150条，将亨利收入院。我完成所有文书工作，打电话给病房，再将他带到病房去，同时注意帮他保暖。

药物治疗对大部分边缘型人格障碍是无效的。边缘型人格障碍是一个复杂的症状混合体，每一个症状间看似毫无关联：有害怕被抛弃的发疯般的恐惧，有强烈的情绪变化，有无法自拔的空虚感，有在公共场合出现的怪异的行为表现，有与死亡相关的病态幻觉。相比任何其他精神疾病，自杀在边缘型人格障碍中最常见。而非自杀性的自伤行为，如自愿割开皮肉的过激行为，对患者带有奖赏性，患者甚至会死命追求这样的行为。没有人完全明白这种自伤行为，可是它却很常见，这意味着它对我们、对人性，也存在某种意义。

边缘型人格障碍和其他精神疾病不一样。比如精神分裂症，怪异的行为迫使患者脱离与他人的接触，将其他人推得远远的，造成患者被孤立。边缘型人格障碍患者却时常能与他人接触，建立关系，而且吸引他人，至少在部分时间可以如此。例如亨利表现出来的自伤行为，就有可能将别人卷入与他的关系中，但这似乎满足了患者本人的某种目的，他内在的目的。患者内心已经存在另一种不同的痛苦，自伤行为或许能够减轻这一更深、更广的痛苦。

我们知道，许多边缘型人格障碍患者在出生时就背负了不公平的包袱：他们在幼年时期经历了心理或生理上的创伤，这些创伤有时来自他们的照护者。亨利唯一的温暖来源是他小小的家，它不只是破碎了，还被颠覆了，它所代表的所有价值观都被颠覆了。无论亨利的父母之间发生了什么事，亨利的认知和理解很明确：他在年幼时承受了极大的痛苦。但是如果痛苦与关爱及照护结合，人还是能存活下去，还是能适应一个充满敌意又让人困惑的世界，即使实际执行起来，这会像微积分一样复杂。如果我们必须信任的人突然变得无法预测，或者伤害我们，并且越界了，如果我们的价值观从根本上被颠覆了，我们便需要一个新逻辑才能活下去。为了生存，我们需要与照护者发生接触，只要能带来温暖就行，并非所有事情都得合理。破裂的世界造成破裂的情感，没有东西是稳定的，但是所有东西又都必须被稳定下来。人类的联结变成了辩证的：既渴望寻求，又全然拒绝。在这样的情景下，不难理解一个人为什么需要在自己和他人身上，建构另一种现实了。

在各样症状之间存在真实的关联，而且这个关联可以被流行病学家量化计算出来。在边缘型人格障碍患者群体中，在依赖期与幼年期发生的创伤，与之后发生非自杀意图的自伤行为之间存在关联。人在依赖期和幼年期最需要温暖和照护，而且人类的依赖期很长。我们得发育出一个容量又大，结构又错综复杂的大脑，同时还要吸收多元的文化（复杂的人类社会习俗与认知）。孩子的大脑信任度强、速度快、接受度高，是最适合发展大脑的阶段。甚至在我们超过二十岁以后，我们的大脑都还在建造基础结构，包括电传导的绝缘系统，即能指导大脑内神经电信号传导的那层髓鞘；白质神经纤维之所以是白色的，也是因为髓鞘。作为灵长类动物，作为人类，我们将我们的表层暴露在外：那儿有皮肤和神经，它们会不断地被外界利用，甚至被滥用，但是我们会一直将它们暴露在外，直到我们无法继续下去为止。

随着灵长类动物进化方向的改变，为了要进化成现代人类，我们需要一个更长的幼年期，因此我们的依赖期和脆弱期也跟着被延长了。幼年期的长度，现在已经被延长到极限了，它已经比离我们人类最近的祖先的平均寿命还要长，它已经接近甚至超越我们的生育期了。这个现象在临床医学界最明显：医学训练冗长，教学医院的大厅里满是住院培训阶段和专科培训阶段的医生，是一堆堆还在上学，紧张又脆弱的"白大褂"。他们都已经是中年人了，但还在尝试学习，试着寻找爱人，试着不要死；他们已经有白发从头皮上冒出来了，但并不会因此看上去更具有权威性，反而看上去更加虚弱。

虽然我们已经知道为什么我们的脆弱期会如此之长，但是我们还不明白边缘型人格障碍的生物学机制，不明白它在细胞和神经环路层面上的意义。一如既往，如果要从科学角度来回答这个问题，我们可能会先将它简化成一个能被可靠测量的单一变因。疼痛所具有的奖赏性，虽然不是边缘型人格障碍独有的症状，但是它和疾病本身存在关联，而且它是一个能被清楚测量的变因，它也反映了人类某种强大且异常的内在状态。

人类为什么会割伤自己？这已经是个很难回答的问题了，但是我们试图把这个问题向更深一层推进：是什么让任何生物做任何事？不同的场景会有不同的答案，包括反射动作，或者直觉，或者习惯，或者避免不适或疼痛，或者为了得到快感，得到一点奖赏……相反，我们试着想象一个世界，在那个世界里，所有行为都以痛苦为指导准则，并从痛苦中得到解脱。痛苦就变成正向感觉，制造痛苦的行为会驱动我们。同样，减少内部不适感也可能成为指导准则，并以此作为行为动机。

如果一个物种或者一个人没有快乐，只是将暂时减少痛苦作为正确行为的动机，他的行为还会有强烈的生存动机吗？无论是以生存还是以繁殖为目的，在采取适当行动以后，内在的痛苦会因此减轻——哪怕只是片刻减轻。如果我们是造物主，让我们来创造设计生命，这种方法可能会奏效。如果一个人在起点处已经存在某种精神上的痛苦，他的每一个行动都是为了减少或分散这种痛苦，这个人会变成什么样子？

我们随时都能放下快乐，但是我们无法同样轻易地忽视痛苦。或许正因为如此，比起快乐，痛苦更容易成为指导行为的强大力量。减轻或分散内心的痛苦，可能会成为早上起床、与朋友交往或保护孩子的动机。尽管对现在的我们来说，这些例子可能看上去很奇怪。但一个人如果生活在痛苦中，而且他每一个行为的目的都是要减轻痛苦，他的每个动作的风格、旋律和节奏都会显得离奇古怪而无常。对某些人来说，这样的情况可能已经成为他生活里的现实。这样的人可能看上去与边缘型人格障碍患者没有太大区别——我们的兄弟姐妹和儿女，他们的内心可能被某种可怕的负面情绪压得喘不过气来。

有了这样的洞悉，我们对边缘型人格障碍的理解，以及后续治疗就有了希望。内在状态和价值体系是可以被改变的，甚至可以通过设计，使它们更容易被改变。随着生物的成长、环境的变化、物种的适应和进化，我们对世上不同东西的估值，比如拥有之物或身处之地的价值，也会跟着发生变化。这种内部价值与任何其他货币一样，不应该被赋予固定不变的定价标准，不应该阻止它升值的可能。相反，价值必须由某个法令来决定，这个法令就是生存法则。在这个法令下，任何有利于生存的东西都是有价值的，而且应该被轻易快速地定下准确价值。从我们出生开始，随着自我和生命维度的变化，生存的危险——甚至是对生命的威胁，生命的掠食者——最终都变成了无足轻重的烦恼，甚至变成了象征美的物件，或者成为我们猎捕的对象。恐惧和害怕的冲击必须减退，它们必须变成欢乐，必须转变为追逐的快感。

价值变化会在不同时间发生：有随着瞬时的新洞察发生的快速变化，有随着成长和成熟发生的缓慢变化，有随着世界和物种的共同进化发生的更慢甚至长达数千年的变化。不管是在什么样的时间尺度上发生，这些价值变化让我们得以在不同情况下，通过调整内部价值与痛苦和奖赏之间的汇率，适应多变的环境。边缘型人格障碍患者的经历与现代神经科学提出的见解共同表明，任何负面或正面体验、厌恶或喜好、坏或好，这些价值都是为了被改变而存在，而且是相对容易就能被改变的。

神经科学家现在可以通过光遗传学技术，瞄准整个大脑的特定细胞和连接，设置这些汇率，精确地调整动物做出任何事情的可能性。例如，根据所针对的神经环路，我们可以通过光遗传学技术写入神经活动（换句话说，我们可以在少数特定细胞或联结中，诱发出神经电活动），使动物变得更具攻击性、防御性、社交性，更有性欲、饥渴感，更加困倦或精力充沛。

当受试者的行为瞬间改变，从对某种追求的偏爱转向对另一种追求的偏爱，从而从某一种价值体系转换到另一种价值体系时，有时精神病医生会忍不住联想到边缘型人格障碍患者。这些人可以迅速对价值的制定或变化做出强烈的反应，例如，把一个新认识的人或新的精神科医生当作一个类别的原型：最深交的朋友，最好的医生。而这种强烈的正向分类，也可以在瞬间就被抹去或逆转（在认为照顾者犯错，或者伙伴的关注被认为不够之后），从最好的变为最坏的，甚至变为灾难性的。

人们的这种二元转换，有时归因于熟练的演技和操纵的意图。但我认为，这些易变的状态是再真实不过的了，而且许多人也和我持有一样的观点。极端反应反映出的是全有或全无的感受，是适应了充满不确定性的生活经验后产生的主观状态。尽管这并不适用于所有边缘型人格障碍患者，但是一个受创伤的孩子最后变成了一个痛苦的成年人，其生存技能变得扭曲。在患者的内心世界不停播放着精神痛苦的无情警报声。他们长期生活在负面状态下，对一切事物的价值的衡量，不可避免地都以它的力量，它的纯度能否帮助患者转移对这种警报声的注意力为准。

上述结果通过深层又强大的某些大脑结构来完成。其中一些神经环路和细胞（如脑干附近的多巴胺细胞），几乎和大脑内所有的地方都有联结，将它们的影响传播得又远又广，包括最近才进化出的额叶区域：我们的综合决策能力和复杂认知功能就是由这个区域负责的；另外也会联结到与最原始形式的生存动力有关的脑区（这些脑区的历史也较为悠久）。这些多巴胺细胞可以很容易地将正面或负面价值，附加到原本只是中性的物体（比如一间不起眼的房间）上。利用光遗传学技术，抑制中脑多巴胺神经元的电活动，在老鼠进入一个中性房间时，让房间里出现闪光，之后老鼠便开始回避这个无害的房间，仿佛它是一个强烈痛苦的来源。

这个实验是在干涉一个自然过程。有一个叫作缰核的神经核团，位于大脑深处，它是一个非常古老的结构，古老到鱼类也有这个神经核团。它会在绝望和不可控制的负面情绪下放电，抑制中脑的多巴胺神经元活动，发挥它的自然作用。而在实验中借助光遗传学技术也能诱导它放电。因此，以缰核为中心的神经环路可以在尚未被赋予任何价值的事物上，赋予价值标记。

实验已经发现，来自幼年期的压力和无助感会造成缰核活动增加。边缘型人格障碍患者可能因为缰核到多巴胺神经元的神经联结（或者其他相关环路），被封闭在某种持续而不受控制的负面状态里。痛苦成了他们的基线，他们所经历的世界是如此残酷，或许只有孩子才能将这些东西内化。

自伤行为可能揭示了边缘型人格障碍患者内心的负面状态。这种行为或许能重新调整这种负面状态，引入一种新的、尖锐的、新鲜的痛苦，而这种痛苦是可被控制和可被理解的，不是童年时那种不受控制又无法解释的感觉。原本伴随终生的痛苦，借由自身诱发的另一种感觉，在一瞬间，几乎归零了。患者因此会去拼命追求另一种强烈的负面情绪，只要它是有作用的，能被控制的，能被理解的。

现代神经科学以此为起点，有可能揭示亨利以及像他一样的人，如何在这种状态下生活。他们幼年期经历的创伤在年轻而脆弱的心田播下了负面价值倾向的种子，并在人际关系的价值评估方面埋下了深深的不稳定的种子。通过研究鱼和小鼠（我们的表亲，我们与它们有共同的祖先），我们发现脊椎动物大脑中，存在某些特定神经细胞和环路，其活动与绝对价值的获取和改变存在着强大又迅速的关联性。而这样的情形，也很有可能存在于我们人类的大脑里。

我们每个人心中都有一段描述，一幅正在创作的画，它被放在画架上，随时准备用以解读我们自己和他人，来证明我们的自我意识和我们与当下的关系。我们随身带着它，我们也带着关于我们的朋友、家人，以及其他对我们来说很重要的人的图画，随时拿起来参考。当你最爱、最珍惜的对象是边缘型人格障碍患者的时候，要创作这样一张图画，在这张图画上反映对自己所爱之人，以及他们所承受的痛苦的描述是相当困难的。但在现代神经科学的帮助下，现在，这些朋友、家人、照护者以及其他人可以想象，也或许可以理解边缘型人格障碍患者的生活方式了。

幼年期的创伤可能发生在任何动物身上，但是我们人类的孩子可能是最容易受伤的，因为他们可内化的东西最多。我们的进化（和文化）学习策略一直在延长我们的儿童时期，副作用是风险也跟着被延长。其他动物或许也会因为某些原因而活在负面状态当中，它们却没有方法也没有理由将这样的负面状态信号传递给外在世界。但是类似边缘型人格障碍的症状在人类生活的复杂社交网络里，也最容易突显出来。另外，我们独特的计划能力和制造工具的能力，让我们能发现自伤这样的行为。正如我后来发现的那样，即使是亨利，也不是自己偶然发现这个创新的。

亨利手臂上有许多刀疤，它们浅浅的，而且复原得又快又好。至于他的边缘型人格障碍问题，还是存在一点症状，但在慢慢恢复中。他儿时经历的创伤——父母的离婚，绝对给他造成了很大的痛苦，但是与我过去见过的其他病例的创伤相比，还不算是最糟的。

然而亨利的痛苦是真实的。他的家庭破碎了，他与他人共享的每一次经历，都因为他失去了这个根而以某种方式被扭曲了。这是一个完全被藏在心里的负担，它没有得到释放，这负担也改变了他的内在形态，混淆了正与反、黑与白、现实与虚幻。与人产生联结，再被人抛弃，这两者在亨利的逻辑里，如同水和油一样，永远无法共存。

所有因为《加州福利与机构法规》第5150条而留院的患者，在入院的头三天，都需接受一系列标准照护流程。留院者，同时也是病房里的新人，像一只新来的小狮子一样，被友好地引介给大家。我们会先为患者提供一张床，照护团队成员会严格按照规定，对患者进行访视。接下来的几天，助理护师、护师、医学生、住院医生、物理治疗师、职能治疗师、心理治疗师、医疗顾问团队、社工、主治医生会持续地给予这种温和友善的关注。患者彼此原本互不相识，因为各自不同的原因而聚在这儿。总的来说，这群人全聚在一起，令人感到既复杂又充满挑战，一个人是很难靠直觉或本能，就做好准备来面对大家的。

任何一个病人在封闭式病房里待的时间一般不过几天。这样的时间应该不足以让神经细胞或回路发生根本性的变化，也不够完成明显的治疗驱动行为强化。但是每天早上，封闭式病房的临床团队都得做出一个攸关病人生死的决定。我们在评估因为《加州福利与机构法规》第5150条入院的患者时，会碰到一个问题：我们无法轻易判断出哪些病人正在恢复，哪些病人毫无进展。我们只能根据人与人之间的言语交流和文字表达，还有已发表的统计学数据，以及个人累积的经验做出最终决定。但这远远不够。更危险的是，我们还要评估决定背后的风险，除此以外，我们也做不了什么，没有人比我们对患者知道得更多。每天我们都要决定患者的去留。

另外一个更让人不安的是留院期限的逼近。在第三天早晨，留院期结束，即使危险仍在，病人也要自动出院，回到外界去，除非他提出其他申请。三天留院期好像是算命算出来的，因为这个数字背后没有任何医学或精神病学支持。三天，《圣经》里出现过，《旧约》和《新约》中都有，肯定没错了。"约拿三天三夜在大鱼肚腹中，人子也要这样三天三夜在地里头。"

如果还有急性自杀倾向，就能争取再增加两周的照护时间。在《加州福利与机构法规》第5250条中，这是另一种拘留形式。但那时真正的审判就来了，医学领域外的人进入精神科医生的领域来做判决。会有一名听证官（一名法官）来到病房，他身后还会跟着另一位访客——患者代理人，他负责鼓吹让患者出院。医生如果觉得患者出院不安全，可以申诉，要求延长照护期，让其继续留院，但是会有人提出反对意见。医生和患者代理人辩论，这就像是一个让人感觉不舒服的猜字游戏。在医生的自我认知里，他唯一的职责所在，就是帮助患者在安全的环境中恢复。然而医生和患者代理人必须起身对抗彼此，这看上去是很文明、高尚的过程，但其实背地里会令你脖子发痒，汗毛都为此竖起来了。

当同一个物种彼此发生冲突时，内在的古老神经环路会通过自然机制，将伤害最小化。某些突显体形的仪式动作（像河马或蜥蜴在发生冲突的时候，会张大嘴巴），可以让冲突中体形较小的一方安全撤退，如此一来双方还都能节省体力。当利害关系不是生或死时回避冲突是有效的，就像在交配冲突中，交配机会不止这一个，或以后可能还会出现其他机会；但如果机会稀少，缓和冲突就会显得困难。在封闭式病房里举行的听证会上，在这些仪式动作中，冲突没有降级的可能，利害关系是真实存在的——真正的生或死，但不是对参与冲突的战斗人员而言。唯一会被冲突结果影响终身权益的，是病人，他正在另一个房间里等待，他没有存在感，也没有声音。

之前的每一场听证会，我都赢了。我认为亨利的这场听证会，我也会赢。但是几分钟之后，听证官以神一般的权威口吻，宣判我输了。对亨利的最终判决是出院：自由且危险。

这个决定与我个人没有利害关系，我应该因出院判决而感到轻松才对。但是这场听证会的结果让我难以接受。我发现我的脑海里在一遍又一遍不停地回放听证会的经过。从客观角度来看，我理解听证官的决定。虽然我对亨利的安全有所顾虑，因为他拒绝答应不会自杀，但好在到目前为止，他的自伤行为都不是致命的。光这件事实就足够听证官做出决定。或许我也应该表示认同。

我应该对这个判决结果感到高兴，因为这个结果代表的是对个人自主权的重视，而我也很重视自由。我明白，所有人都明白，如果他正计划一个秘密的自杀行为，那么我们就应该延长他的留院期，但是在这件案例中，个人自由的价值比自杀风险更为重要，因为毕竟自杀的风险不高。这本来就是在两个完全不同的价值体系中取得平衡的过程。每一场这样的听证会，背后的主要矛盾，其实就是患者自由与患者安全之间的矛盾。双方都代表了患者，只是一方强调患者自主权，另一方强调患者安全，没有比这个更深、更长、更接近边缘型人格障碍患者生命的冲突了。

我对这个判决不满意，但是我知道我心理冲突的缘由是什么，我看到了移情作用。在我的人生中也至少有一段类似的经历：家庭在年幼时期破裂。这段经历绝非无关痛痒。在我治疗亨利的时候，我忍不住会想到我的儿子，他当时才五岁，但是我没有在我儿子身上看到亨利的痛苦。亨利的症状很晚才出现。他在十九岁那年夏天经历分手之后，尽管阳光照射着他的皮肤，但他依然感觉很冷，他在笔记本电脑上看了一部电影，电影清楚完整地播放了一个十三岁的女孩割伤自己的画面，自此自伤概念才在他心中萌生、成形。他立马起身尝试。他到社区大学健身房后面，用原始粗糙的工具进行模仿，然后立刻到他父亲家去，给他父亲看。

他为什么要先去找他父亲呢？去给他看他的伤疤吗？或许亨利只是想要父亲知道他的伤痛，通过冲击和血来建立联结。但他为什么不先去他母亲那里？因为亨利的母亲是亨利最初责怪的对象：他认为是她离开了家庭，是她抛弃了这个巢。亨利的主诉是："我爸爸说，'如果你要自杀的话，别在家里自杀。你妈妈会怪我'。"这句话是不是很重要的线索，提示亨利父亲的内心，其实存在某个我们尚未理解的状态？

　　我们无法在几天时间内就把这些谜团解开。更奇怪的是，亨利的故事尚未被真实地呈现出来，我们没有时间建立很深的联结。亨利不知为何在住在病房里的两天半中，只透露了一些无关紧要、我们本来就知道的事。他虽表现出表面上的进步，例如原本充满暴力的语言、想死的欲望、自己将死在血泊中的描述，这些症状在住院后逐渐减少了。但是我知道，根据需要，在不同时间，他可以很轻易地说出完全不同的故事。我对他是否该出院没有把握。我想要有更多的时间来帮助他恢复。

　　我要是在听证会上使用另一种策略，或许结果会不一样。在加州，除了有自杀倾向的人之外，可能对他人造成危险的人及严重精神障碍者，也都可以让其留院或延长其留院期。但亨利只是愤怒，他过去从来没有对别人表现出暴力倾向；他看到的血腥画面，也只是停留在头脑中——即使不同的暴力画面混在一起，他也从来没有付诸行动。这样一来，我也只剩下一条路：找到证据证明他有严重的精神障碍。或许可以从他在公交车上脱光了衣服那件事找到一个可行的论点：人有三个基本需求，食物、衣物、住处，亨利没有能力为自己提供其中一个基本需求。但是毫无疑问，亨利拥有资源来满足这些基本需求，他也知道该去哪里找这些资源。公交车上的事件，和他割伤自己一样，很严重，但是不致命。在一个雾蒙蒙的周日早晨，亨利走出了病房。

　　我看着他沿着走廊走去，走向手扶梯，走向医院大门，肩上背着一个帆布袋。他没有被治愈，甚至没有被治疗，但是我告诉自己，我们没什么别的能做的了。医学对他的疾病束手无策，他入院后不久就想离开，出院的时候，他甚至拒绝了我为他推荐的团体行为治疗。根据临床医学文献，亨利未来会有更多近似自杀的行为，包括割伤自己。对亨利而言，这是报复，也是奖赏，而我对此永远无法理解。他的伤口会愈合，之后再出现，因为割伤自己的行为会持续为他带来某种慰藉。这是他渴望的伤，是对超出我想象的内在痛苦的反击。亨利没有选择；接下来，他会继续寻求自残，同时追寻其他人——不是肌肤对肌肤，而是人对人，跨越时空，得到某种强迫而来的人类的温暖。

从长远来看，他的边缘型人格障碍的症状，可能会随着年纪的增长而减轻，但是随时间流逝而来的是自杀的风险，他有百分之十五的概率会结束自己的生命。边缘型人格障碍是所有疾病里自杀率最高的。他有一个希望：照护他的人，学会利用亨利在他们心里激发出的那个状态，将这个被侵犯的古老感觉放大一百倍，再投射到他们自己心中亨利的形象上去。简单地说，愤怒的火花或许能激起强烈的同理心。

我内心的怒火早已消散，虽然我知道面对他的时候，我还是很脆弱。亨利向我的内心投射出联结，他和我很亲近，如同一张纸和其上面的字一样亲近。但我感觉，我只是在他面前呈现出我容易上当受骗的那一面，这或许令他感到愉快，我是真心希望能减轻他的痛苦。而且有一段时间，我一见到我的儿子，我就会想起亨利。亨利把他的故事写在我的故事上面，就像是一个中世纪的修道士，将新的经文刻在一张被刮除了原本内容的羊皮纸上，他刻的是有关审判和启示的记号，承载它们的兽皮被拉伸得很薄。

第四章
精神分裂症

"好吧，我们来谈谈现在的情况吧，"他说，"你愿意在我们解决这些问题时，继续留在医院吗？如果不愿意，假如我们可以让你出院，出院后你会做什么？"

温妮想都不用想，这太容易回答了：她不会再在工作中引起麻烦，这显然是个错误。她会回家，继续她的假期，拆完朝东的那面墙，同时把天花板也拆掉。她在顶楼，所以很安全，对任何人都没有风险。"我不会留在这里，"她告诉他，"有太多事情要做。我会回家去，完成我的法拉第笼。"

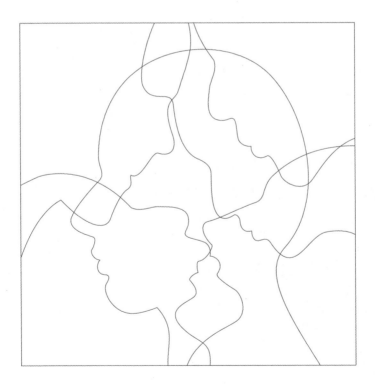

凡是现实的都是合乎理性的，凡是合乎理性的都是现实的，这是黑格尔的著名格言；但是我们中间许多人不认同黑格尔说的这段话，我们依旧相信：现实，真正的现实，是不合乎理性的，理性是建立在非理性之上的。黑格尔，一位了不起的定义制定者，尝试用定义去重塑宇宙，如同那位相信只要在一个洞里封入钢铁，就能造出大炮的炮兵一样。

——米格尔·德·乌纳穆诺《生命的悲剧意识》

新的想法随着不同的征兆一起来到，有如四季变换一般必然。最初几周，她心里如同经历了初秋的风，气氛发生了变换；有一丝风，暴露了自己的行踪，树梢的枝叶闪闪发光，神经的树冠沙沙作响。

她也能在肌肤里感受到一股隐隐的刺痛，一阵初秋的寒意。这种感觉唤起了十几年前的回忆。那是九月的威斯康星州，她和她的兄弟AJ、尼尔森一起，在湖边追赶加拿大鹅。那年夏天，经过淋巴瘤化疗的温妮已经十七岁了。没有什么比在接受氨甲蝶呤治疗之后的那个秋天，重回到户外更让她感觉兴奋的了。在她的周围和身体里，在她的肺部和大脑中，原本被注入了雾霭，现在这些雾霭已经退去，一切清澈晶莹。他们说她的肿瘤已经处在缓解期，有可能已经治愈，而且他们说的是对的。

但是这一次，随着树叶的沙沙声，令人不安的暗示在鬼风中像风筝一样高高扬起。她有种全然敞开和脆弱的感觉，这并不全然是好的感觉。她决定休息一个月，这对像她这样一个工作量大的人来说，公司里没有先例。团队里的人都在议论纷纷，包括她的上司，但温妮已经建立起她的信誉，她已经小有名气，赢得了一个又一个的许可申请，并且从一片混乱中创造出了专利财产。她的心智像是在法律和工程学当中锻造出来的武器，在处理盘根错节的人工智能知识产权方面有独到之处。她的律师和员工团队曾经为他们的大客户申请了一千七百项专利，包含专利分割和专利延续。但现在她需要一个月的假期，有些紧迫的问题需要解决。她现在被人盯上了。

第一个问题是奥斯卡。奥斯卡住在隔壁的排屋中，他在屋顶安装了一个卫星天线，似乎正准备下载并读取她的想法。温妮需要有个人去找他，拆除天线，同时把他抓起来；物业保安自然会打电话来，但他们是一伙儿的，警察也一样。她需要找到一个自己动手的解决方案，像往常一样，她需要自己照顾好自己。

她想到了一个对付卫星天线的临时对策，那只是一个快速解决问题的笨办法，但真有可能起作用。她翻箱倒柜找出一顶厚重的黑色针织帽，那是她在大学里得到的带有反光的突袭者队徽的帽子，她离开伯克利之后就再也没有戴过。她戴上它，把它拉下来，紧紧地盖住耳朵。马上，她感觉一切都在控制之中了。光靠一个美式橄榄球队的银色标志作为电磁场的绝缘体，就能有这么好的效果，这实在有点令人惊讶。但毫无疑问，她感觉卫星信号进入她脑中的概率已经下降了，她自己的想法也不会再泄露出去。帽子的松紧度能帮助她塑造头部周围的空气，在她的头与外界之间划清边界。

看来这个问题是可以改善的，但是另一个更长远的解决方案是实施装修工程。她可以在结构上改装卧室的墙，再用导电材料强化，安装一个真正意义上的现代法拉第笼，作为屏蔽卫星天线信号的屏障。她开始处理墙壁，她去镇上的五金店买了一些更专业的物品：一把铁锹、一点细铁丝网、一些金属板、一个电压表。她的家用工具箱逐渐扩大。

但在这个刚到来的奇怪季节中，其他事态的发展更令人感到不安，同时也更难以解决。那是在她的专业知识之外，属于生物学的问题。这个问题的中心人物是埃兰，她是高级合伙人拉里的助理，比温妮年轻，已怀孕五个月。埃兰怀孕了，而且显然是为了要嘲弄温妮，因为温妮独居，又没有孩子。她这样做违反职业道德，让温妮很尴尬，而且考虑到埃兰在公司里更接近权力核心，这让温妮有点害怕。

没有任何明确的工程方案可以解决这一令人反感的行为。温妮不得不亲自去找拉里。拉里是唯一能管住埃兰的人，而且他需要被告知这件事，并被要求采取行动。因此，温妮计划找一个周末，闯入她自己的律师事务所的高层办公室——位于C楼层，所有的主管和领导都在那儿。她制订了她的闯入计划，并排练了与拉里的对话——主要是在她的脑海里，她没有使用电脑或互联网，因为她认为埃兰已经非法入侵了她的设备，并且早已获取了她的电子邮箱密码。

她制订了很多计划，并据此画了草图，根据记忆，她在纸上精心画出了办公桌的方向和洗手间的位置。后来她开始变得烦躁不安，她需要动动她的身体，做一些体力活，于是连续几天，温妮又回去实施她的卫星天线反击策略了。她拆除石膏板，剥下朝东的那面墙上的绝缘材料，看看墙的后面是什么，并开始布置新的金属屏蔽层。

　　紧接着，季节变换又带来了新的、更黑暗的预兆，而且老实说，它们开始变得非常吓人。在她休假的第二个周末，她开始注意到那些面无表情、嘴唇灰白的人们。他们是信息吸血鬼。他们的身体粗壮又厚实，像牛的心脏一样强壮，潜伏在大垃圾箱后面的阴影里。他们像直接伸了一根管子到她的身体里，开始吸取她的能量和思想。这件事发生之后，她又进入了一个新阶段。这个新的季节不仅有风让她的叶子闪闪发光，不再是温柔的幻影般的手指轻轻地抚摸她，现在它更像是脾气暴躁的指节，粗鲁地、带有挑衅意味地捏着她一颗颗像谷粒般的细胞。她的脑壳则是一个无助的盐罐。

　　然后，一个新的声音在某个周日，从她的脑中冒了出来。他的音调不高不低，分辨不出性别，断断续续地重复着"断开连接"这个词。这个声音在某种程度上令她感觉很熟悉，似乎在青春期就听过，当时她曾经听到过自己的想法，就是这个音调，只不过现在更响亮、更清晰。它既是从外头进来的，却又已在她内心深处，在她的太阳穴之间呼喊。

　　周一早上，温妮决定处理埃兰的事，而且她知道自己已经忍受得够久了。她打起精神，走出她的洋房，爬进她的车。一路都很顺利，顺利地经过了阴暗的停车场中的大垃圾箱。但是在她转入国王大道时，路边的八角形停车指示牌令人惊异，它非常显眼，引人注目。她感觉指示牌的八个尖锐的边角是在命令她，要得到她的注意。但是她身后响起了喇叭声。她吓了一跳，继续开车。

　　十分钟后，温妮到达她的律师事务所，事务所在佩奇磨坊路一个种满了橡树的办公园区里。她小心翼翼地走下车。在停车场，她的车附近，一个被压扁的螺丝钉躺在水泥地上。她一看就知道，是他们把它放在那里，这是一个信号：他们知道她要来，并打算整她。

天突然暗下来，气氛变得不妙，她几乎想转身回到自己的车上。一个令人不安的想法涌上心头：这颗螺丝钉表示他们对她的计划已经深入了解，因为他们知道她会在那里，因此他们一定也掌握了更多信息——她的个人生活，她的隐私，甚至她的医疗记录。包括她几天前刚刚经历了一次流产……当她想到这一点时，她的血液沸腾，温妮感到她正在失去对自身经历的控制力。她无法完全、百分之百地确定自己是否曾经流产过。她无法回忆起那段经历的画面或任何细节；突然间，她难以记起究竟发生了什么……仿佛那股内在的龙卷风把她的树枝吹光了，而她的记忆几乎被那长着灰指头的龙卷风淹没，它从一片阴沉的云中旋转而下，这股云沉重，而且云中有雨。

温妮暂停下来，颤抖着踩在螺丝钉上，她紧紧按住自己的太阳穴，好让自己集中精力来思考这一切，思考所有的后果和不确定性。她认识的一个叫丹尼斯的律师助理（她曾经认为他是可以约会的对象），正往主楼走去。他向她的方向投来一个奇怪的眼神，他在打量。温妮转过身去，重新戴上太阳眼镜，紧紧拉下她的黑色突袭者队针织帽。

"在其他人，任何一个人——律师、行政人员、律师助理，使事情变得更加复杂之前，你就得进去，就是现在。"她告诉自己，在她的脑海中清晰明确地诵读这些话，就像在说教。"你不会退缩逃跑。那个小小的螺丝钉信息只是埃兰发的而已。拉里可以被策反；拉里会站在你这边。"

她稳住身子，小心翼翼地走了进去，同时尽可能地远离墙壁；她带着紧张的微笑，向服务台的保安出示了她的胸牌，然后走到电梯前，坐电梯上了四楼，那里是拉里的地盘。她经过他的办公室，小心避免目光接触，她仍然能够看到管理台前的埃兰，一副不怀好意的模样。温妮的第一个战术任务已经完美地完成了：确定埃兰的穿着，是那件休闲黄色洋装。然后她走进卫生间，进入其中一个隔间，关上了门，等待着，将视线对准门缝，以便观察埃兰何时进来。她知道这要不了多久。

她几乎等了一个小时，但最终有一抹黄色闪过眼帘。温妮平静地站了起来，埃兰的隔间刚被关上，她就打开了自己所在隔间的门。她径直走到卫生间门口，拉紧帽子，大步走向拉里的办公室。

她曾与拉里在公司几个棘手的国际案件中合作过，但他们之间还是保持了一定的距离。他们是两种不同的人：一个善于社交，一个性格内向；一个爱闲聊，一个爱分析。然而今天拉里立刻认出了她，并且在她开始说话的那一刻，就意识到了事情的紧迫性。温妮走过埃兰空无一人的办公桌，敲敲拉里关着的门，然后走了进去。拉里将目光从笔记本电脑上移开，抬起头来，与温妮四目相交。然后温妮坐在拉里办公桌前的椅子上，充满自信。

紧接着的是一片混乱。事情几乎没有可能更糟糕了，而且似乎下一刻，她就已经坐在人力资源部一间凌乱的小房间里，等待救护车。整个公司的安保人员也都在这间房间里盯着温妮，他们个个西装革履，汗流浃背。

她对拉里的态度虽然强硬，但也很有礼貌。她如实说明了所有情况，包括描述埃兰的怀孕是为了羞辱她而计划的，是一种有违职业道德的行为，并提供了此后发生的电子邮件被黑客攻击的细节，甚至告诉了他关于螺丝钉的事。其间她保持着一种她所认为的合理和平静的语气。她一直保持面无表情，像混凝土一样坚硬，小心翼翼地不让拉里因自己的情绪或手势而感到不安。但这一切似乎在几分钟后发生了变化。拉里打了一通电话，然后第一个安保人员进来，双手紧紧握住她的肘部。她的视线在羞辱感中变得昏暗，她在埃兰面前被带了出去。为了确保埃兰无法看穿她，温妮保持着她的面具脸，没有与埃兰发生眼神接触。他们带着她，来到这间她从来不知道的无窗房间。

几分钟后，救护车来了。两个戴着紫色乳胶手套的人，带着文件、散乱的试管和各种电线出现。看到他们，她松了一口气，急切地想离开这个小房间。急救人员都很瘦，可是肌肉发达，像攀岩选手一样，而且很有礼貌。他们快速地完成了对她的身体检查，并询问其相关精神病史。她告诉他们她的家族中没有精神病患者。但是她的哥哥AJ和其他人不一样，他会说些奇怪的、让人摸不着头绪的、让人诧异的话。他一直没有找到自己的方向，他也没有机会去找。温妮告诉急救人员，在一个炎热的夏日，AJ在市中心的广场上被发现。当时他独自倒在公交站附近，已经死亡。

是AVM，动静脉畸形所致。一根动脉走错路，将高压血液透过它厚实的肌层，直接喷射进一根纤巧的静脉里，但是进化为静脉设计的是另一份工作：收集一池池用过的血，将这些血软弱无力地往大脑外送。有一位医生说，这个畸形可能是一个更广泛的问题的征兆，一种结缔组织疾病，但没有人能确定，只知道至少有一个AVM一直在那里，隐藏在大脑深处，多年来挣扎着应对颈动脉不间断的凶猛冲击，它那层薄薄的膜被拉得更薄，直到爆裂的那一刻。

她也提到了她几天前可能的流产；她还是不确定它是否真的发生了，记忆在真实和不真实之间徘徊。他们似乎因为这个不确定性感到不快。她能理解；她自己也感到很困惑。她对很久以前发生的癌症很确定，这些字眼对她来说是如此熟悉，又令人担忧，直到现在，这些字眼还会让她感到刺痛：累及中枢神经系统的皮肤大T细胞淋巴瘤。她熟练地讲述了疾病的临床经过。她是如何从复视和头痛开始的……以及由于在她的脑脊液中发现了一些癌细胞，所以他们就直接将氨甲蝶呤注入那里，在椎管里，在她的下腰部。还有她是如何被完全治愈的，在她的体内至今已经有12年没有发现癌细胞了。

她在家里拆墙时，手指关节有些擦伤，但她只简单解释了一下，因为他们似乎并不关心她家里的装修工程。她注意到急救人员持续用各种方式询问关于毒品的问题，也许是想给她下套，但每次的答案都一样：她没有用毒品，她甚至连一根烟都不会抽，只是偶尔喝杯葡萄酒。在救护车上，事情终于平静下来，她有更多的时间来思考这一切：一个由各种可能的碎片组成的错综复杂到令人沮丧的拼图。

最有可能的是，她的想法被窃听了，她的计划被信息吸血鬼接收，并提前发送给了拉里和他的团队。同时，她注意到护理人员正在提前打电话，他们说是打给医院，但更可能是给那些阴森恐怖、嘴唇灰白的吸血鬼。他们一直在说"50，1，50"。是50-1-50，还是50-150，或者51-50，到底是哪个？这组暗码一定很重要。它是触发下载或者加速下载用的？通常情况下，她可以破解这种暗码。温妮把她的帽子拉得更紧了，她试图回到过去，回到几周前，回到这一切刚开始的时候，去感受九月第一股凉爽的空气。

后来在急诊室里，护士和医生问的问题，和戴着紫手套的先生们问的一样。他们假装在不同的平板电脑上输入她相同的回答。很显然，他们在用听诊器、抽血针和反射锤对其进行一轮又一轮的探查和戳刺时，都没想过要和对方说句话。

他们也不关心她家的装修情况，但对AJ的故事非常感兴趣。比急救人员对其的兴趣要大得多。要温妮三番五次谈起他很困难。当她每次都把他的故事说得很简短的时候，一个更长、更具细节的故事就会在她的脑海里浮现。她会在句子说到一半的时候停下来，甚至在某一个单词说到一半的时候停下来，且停顿的时间越来越长，因为有很多画面涌现出来。她想着他生命的最后时刻，独自一人，没有妹妹在身边抱着他，没有爱他的人在身旁陪伴他。

AJ是个迷失的孩子，在他死前早已迷失了。上学对他来说很难受，这与温妮和尼尔森能完全适应学校完全相反。温妮和尼尔森做笔记很严谨，热爱逻辑学和工程学。但对AJ来说，即使是打杂的工作，无论是在汽车修理店还是面包店，他也做不来。每一次似乎都以糊涂的坏运气、糟糕的判断力或令人目瞪口呆的意外事故而告终，但是不管发生什么，他一直很温和，直到他在那炽热的夏日倒下的那一天。温妮飞回东部参加葬礼，当她看到他额头上那道熟悉的皱纹终于被抚平，他得到安息时，她的身体里迸发出一阵令人揪心的抽泣声，这是她从未发出过，也从不知道的声音。

她侧身躺在八号房间的推床上，迷失在AJ最后时刻的想象画面中，重温他从面包店跑向银行的画面。温妮和尼尔森根据AJ口袋里的碎纸片和同事提供的线索，重建了AJ生前那场激动人心的最后冲刺，这是他试图独立生活的最后一次绝望尝试。医生说，那天的压力、奔跑、炎热和担忧，都可能使他的血压升高，最终导致AVM破裂。它只是一个静静地在那儿等待着的破口，一个小东西在这一天松动了，所有使他的生活变得艰难的事情，最后都在这一天里同时出现。

他们可以继续拿针戳她，让她流血，扫描她，但对温妮来说，一切都结束了。白天变成了晚上，干瘪的三明治和果汁盒出现又消失……然后是一段长长的虚空。

一阵敲门声后，一位医生走了进来，他棕色的头发凌乱不堪，白大褂下是一件蓝色洗手服，上头都是咖啡渍。他做了自我介绍，像是喃喃自语，或者他只是累了。温妮没有完全听清他半吞半吐的名字，但"精神科医生"这个词她听见了。

　　温妮坐起身子，将她的腿放在推床边上。他和她握了握手，然后坐在靠近门的椅子上，说："我已经看了急诊的所有文件，我也和急诊室的医生聊过。但如果可以的话，我想再听你说一次，用你自己的话，说说你今天为什么会来这里。"温妮打量着他，之后她把目光停留在他的眼睛上，花了点时间思考他的角度，还有自己的角度，然后才做出回应。

　　温妮需要帮助，而且她还没有找到可以帮她的盟友。"信息吸血鬼。"她说，她觉得他需要知道。他把它写了下来，并看了她一眼。"好的，"他说，"再多说说关于他们的事吧。"

　　她照做了，不是每个细节都详述，而是对任何人都会看清的铁证般的事实做出描述。信息吸血鬼正在窃听她的大脑，吸取她的思想。这一切都非常清楚，她可以合乎逻辑地、冷静地描述它，而且有大量的证据，她可以一一列出。首先，她的邻居两周前在屋顶上安装了一个卫星天线，以获取她的思想，但她已经有一个屏蔽对策，正在进行中。她已经不再去上班了，因为职场里的人正在侵入她，试图解码她的思想和感受。她也告诉了医生关于停车场螺丝钉的事，这样他就会明白她的敌人有多强大，以及为什么她必须断开连接来保护自己。

　　温妮简要地提到了重复着"断开连接"一词的那个声音，说它如何令人恐惧却又是合理的。这个声音会说出一个她自己可能想到的词，说出一个她想要的想法，但也许是她的敌人也想要的东西。她解释说，这个词是从内心深处说出来的，可以在内心听见，而且具有声音的所有特性。有人，可能是埃兰，正在访问她的思想，但为什么要这样做，她不知道。

过了一会儿，他开始问温妮问题，他的问法与急诊医疗人员或其他急诊室医生不同。当他问及她一直拉到眉毛处的突袭者队帽子时，她直截了当地告诉他："那是为了保护我的思想。"当他指着她的推床，问她为什么把床从墙边拉到房间中央时，她简单回答："因为我不知道墙的另一头是什么。"他又绕回到她的装修上，其他医生对此都没有表现出任何兴趣，这位医生第一次问她正在拆除的那堵墙，以及为什么拆墙。

不过，在提问的过程中，医生的传呼机响了；他道歉后离开了。温妮独自待了一个小时，盯着她面前的墙壁。然后他又回来了，没有任何铺陈，表现得好像只过了一分钟一样。温妮问他发生了什么事。"只是病房里的一个紧急情况而已，对不起。我们这里马上就结束，但我可以告诉你现在正在发生的事。"他边说，边重新坐回到椅子上。"我们正在等待几个检测结果，但结论是，没人能在你的身上找到任何问题。每项测试和扫描看起来都很正常。所以我们现在认为是精神方面的情况。而关于这个结果的好消息是，有一些治疗方法可以帮助你。"

温妮并不惊讶。急诊室的医护人员也认为事情正朝着这个方向发展，但这不重要。此时她并不关心他们说什么，她只想回家。急诊室的医生告诉她，她被"法律拘留"了，在精神科医生见她以前，她不能离开，但现在她已经见到所有人了。家里和工作上的问题都还没有解决，她还有些事要做。事实是，她的工作情况有可能会变糟。温妮问医生是否可以在他的诊所进行复诊；她回家后打电话预约很方便。

"好吧，我们来谈谈现在的情况吧，"他说，"你愿意在我们解决这些问题时，继续留在医院吗？如果不愿意，假如我们可以让你出院，出院后你会做什么？"

温妮想都不用想，这太容易回答了：她不会再在工作中引起麻烦，这显然是个错误。她会回家，继续她的假期，拆完朝东的那面墙，同时把天花板也拆掉。她在顶楼，所以很安全，对任何人都没有风险。"我不会留在这里，"她告诉他，"有太多事情要做。我会回家去，完成我的法拉第笼。"

他听到那个词以后点了点头，温妮问他是否知道法拉第笼的原理，它们是用来抵消电磁场的导电外壳。他再次点了点头。"是的，我在实验室里一直在使用它们，"他说，"我们基本上把网状的立方体放在我们的机器周围。这个装置是我们为测量神经元的电信号而造的。它就是个法拉第笼，和你正在造的一样。它阻挡了可能出现在房间里的，或者墙后面的其他电信号源的噪声。"他指了指推床被她移动前的位置，就在小房间的边缘。"所以我们可以检测来自单个脑细胞的电流，甚至可以在活体动物上进行。"

虽然仍有戒心，但温妮对这种联系不禁感到有些兴奋。她想知道他是否知道本杰明·富兰克林在实验中发现的这一屏蔽原理，以及从电磁物理学中发现的美丽定理，即外部场不能进入导电外壳内的区域。场在导体上创造了一种补偿性的电荷分布，这种分布完全抵消了场本身。一个场根据其自身的性质，创造了它的自我灭绝。一个论题创造了它真正意义的反论题。"信息自杀"，她说。

他对此似乎变得焦躁不安，在椅子上变换着坐姿。"所以有一些事情让我们很担心，"他说，"你已经告诉我，还有每个人，你不想伤害自己，你实际上也不想伤害任何人，我相信你。但你正在破坏你的家，而且你计划继续这样做，因为你担心你的邻居正在通过他的卫星天线下载你的想法。所以你在积极地拆毁你的房子……"

温妮可以想象接下来将要发生什么：他们要把她困在这里。她在他说话时注意观察他的嘴唇，她在搜索和寻找他也在他们控制之下的迹象。主动破坏她的家？这不是事实，完全不是。这是唯一可以拯救她的家的方法。

"我有一些文件给你，就在这里。这表示你会被收治，今晚就会住进医院，我们叫它'法律拘留'，我们可以这样做，我们必须这样做，因为你有严重的精神障碍，"他说，"我们需要这样做，因为你患有某种精神疾病，它正在给你带来一些麻烦。我们称之为精神错乱，意思就是与现实发生脱节。你在脑海里听到一个声音，你有不符合实际情况的恐惧，这导致你破坏你的家，并使你自己的安全受到威胁。"

她感觉世界变得狭窄了，除了他的脸周围有一条狭窄的扭曲光线的隧道外，其他地方都变灰了。

"现在我们的职责是找出造成这种情况的原因，"他说，"有很多可能的原因。还有，我们希望能尝试使用一种可以帮助你的药。"她的脑海中不由自主地浮现出一些词语——肥皂水、没有女服务员、玛蒂尔达，她试图将它们与他的嘴唇动作相匹配。

医生又继续说了一会儿，然后站起来，她又把注意力集中在他的话语的含义上。他说他明天会来看她，因为他那周白天也在封闭式病房工作。他留下一张纸给她，上面有许多文字和数字。她看到了"严重的精神障碍"，还有"5150"，就是救护车上的那个暗码。他们现在抓住她了。她的脸像化石一样静止不动，直勾勾地盯着前面那面斑驳的黄墙，不敢想象后头是什么。

医护人员在头一天晚上给她服用了一种新药，并给她一张说明书，她将说明书留好，准备随时研究；那是一种非典型抗精神病药，他们要求她签署一些关于使用它的文件。不管它有什么作用，或者没有作用，这颗白色的小药丸至少让她昏了过去，她睡了十四个小时。

当温妮醒来时，她发现自己在楼上，在他们所谓的封闭式病房中，与一群同伴在一起，每个人都是经历了不同风暴的难民，被冲到了同一个海岸上。那天早上，温妮只是听着，没有说话，但她能从他们身上学到很多东西；她自己的那场风暴已经登陆了，虽然才第一天早上，但已经消耗了一些能量，这对她是有帮助的。她仍然可以听到声音，"断开连接"，但它的干扰比以前小了。她不再喊叫，而是能够更稳定地把自己的注意力放在人们身上，倾听他们的对话。

她学会了如何用牙膏外包装划伤自己的手臂，但她没有这样做，她不想这样做，但她还是学会了。有两个病人在早餐区交谈，他们以前也做过这种事，原因各不相同，而且他们像比较食谱一样地在比较彼此的策略。

其中一位名叫诺拉的年轻女子似乎只想割自己一下，只想感受疼痛，想看到血，留下一个标记让人知道。另一个叫作克劳迪娅的大块头女人，她有可能已经是某个青年人的母亲，专注于真正的自杀，切断动脉，让所有的血流光的那种。克劳迪娅即将开始进行电休克疗法，以治疗她严重的抑郁症，医生认为这会有帮助，但克劳迪娅有不同的计划。她一心想要结束自己的生命。她所有的感觉和想法都指向那里，仿佛涓涓流水汇聚成河，已经无法用墙、锁来减缓或转移。

但病房里的医护人员似乎领先一步。他们把牙膏外包装都收走了。护士很神奇，他们只需透过语言和手势，就能在二十名表现异常的男人和女人中间，维持某种和平。这个病房与温妮过去待过的其他地方完全不同。这是一个矛盾的地方，令人感到既沉闷又轻松，既绝望又安全。至于其他病人，她可以花上一生的时间来思考他们各自受损的世界。这个病房是一个迷人又令人恐惧的另类的现实旋涡。

温妮想到了牙膏，想到了牙膏管底部的作用。它的硬度足够了；它的材料特性可以让它被削尖。她想象着诺拉和克劳迪娅各自在病房里的样子：在限制较少的病房里，偷偷摸摸地在比较硬的表面上，磨她们的牙膏管末端；她们可以在与工作人员短暂分开的空当，在这里或那里，磨上个几下或者几百下。温妮想到了重复性动作有多大的吸引力——用针或刀，一次又一次地重复同样的动作，数百次，数千次。她有一个奇怪的想法：奖励重复行为是人类大脑的第一个成就。伴随无情的节奏，一个坚硬的东西（一根棍子，或一块火石，或一块骨头）变得锋利。一次又一次的敲打，在岩石上打磨，持续整个冬天——但目标不同于过去，过去是为了生存，为了不死。

温妮也学到了精神病学方面的一些知识；不是从其他病人那里，而是从与治疗她的精神科医生的简短谈话中，学了一些关于他们所谓精神错乱的知识。他每天见她两次，一次是早上八点左右，在她和诺拉共同的房间里，另一次是在下午，通常是在走廊上巧遇。温妮注意到他似乎在白天和在半夜里一样犯困。温妮看上他喜欢法拉第笼子这一点，她叫他D医生。随着她的风暴一天天退去，她开始问问题。

"精神错乱，那到底是什么？"她问，"我是说，我想我知道，但听你这么说很奇怪。这是个听上去很古老的词。"

"就是与现实脱节，"D医生说，"其症状包括产生幻觉，比如你听到的那个声音。其症状也包括妄想，就是某种错误但固执的信念。"

她仔细思考了一下，说："你是什么意思，固执的？"

"固执这一点很重要，"他说，"妄想是不能被理性推断出来的。证据起不到帮助作用。在我还在学习的时候，我曾经尝试为我的病人提供理性证据，或许每个精神科医生都尝试过，但时间不长。妄想是无法被动摇的。有些病人把这些极不可能发生的想法装在坚不可摧的盔甲里，所以别人无法触及。"

这种存在固执的信念的说法与温妮的装修行为相吻合。就像卡尔曼滤波，一种为复杂的未知系统建模的算法：每一个对系统属性值的猜测都带有对猜测者的置信水平的估值。在对系统进行建模时，对具有较高确定性的猜测会给予更高的权重。在温妮看来，大脑也应该是这样的工作原理，每一条知识都应该被附上一个标签，显示这条知识的可信程度。而世界上应该有某些类型的知识（不仅仅是妄想），它们的可信度毋庸置疑。这些知识应该被置于大脑的一个特殊容器中，这些是真理，无须规避，不该折价。对于属于真理类别的问题，人们将被允许简单、快速地决定行动，而不是在统计学计算上浪费时钟周期，并允许大脑在这些不容置疑的事实上建立复杂的逻辑结构。但温妮并没有将所有这些想法都告诉D医生。

"我想不仅精神错乱产生的想法是固执的，"她犹豫地说，有点紧张，想在D医生走之前，把她心里的一切想法都说出来，"其他想法也可能是固执的。"她紧拽她的突袭者队针织帽，其实这只是因为她已经习惯这样做；她最近已经觉得不需要一直戴着它了。"比如信任你的家庭，信任婚姻，信任宗教，信任某些社会和政治信仰。这很正常。每一个知识点都应该有一个信心分数附加在上面，而有些想法应该得到满分。"

"我想是的，"他说，"我想你是对的，我们确实需要那些……排名，我想。置信估计。"说完，两人陷入一阵尴尬的沉默。他低头看他的病人名单，她知道这意味着他马上就会去查看下一间病房里的病人，一个本科生——金发，面带笑容，躁狂，话多，而且D医生不会再回到她身边。

但随后他继续说道："不过我认为，大多数关于世界如何运作的想法，是不应该被贴上'百分之百可信'这样一个标签的。但也有一些事物，关于它们的解释是如此脱离现实，这些事物也不应该被贴上可信的标签。"他又停顿了一下。他们站在护士站附近的走廊里，这是一对奇怪的组合，她自己也知道。她穿着医院的病号服，戴着突袭者队的帽子，他穿着衬衫和休闲裤。一个是"囚犯"，一个是自由人，病人在他们周围徘徊。然而，他们之间的联结是存在的；他们在自己的局域网上来回传递信息，没有受到噪声的影响。"这些不可能的想法，"他说，"首先就不应该进入我们的头脑，根本不应该放任它们进入我们正在工作的主动意识中。你认为你来医院之前，有这样的想法吗？让人分心的事，那些真的不太可能发生的事，应该在它们上升到表面以前，就将其过滤掉。"

他说的是过滤器，但不完全正确。在那场风暴平息下来以后，温妮认为他可能是指她在急诊室告诉他的事情——停车场螺丝钉的故事。她当时的想法是那颗螺丝钉是埃兰故意放在那里，用来折磨她的。她现在发现，这是个不切实际的想法。

那又如何？她想。固执的妄想可能是健康的，是实现行为所必需的辅助。同样，允许考虑不可能的想法，对温妮来说似乎也是正常和必要的。她说："你知道，对不可能实现的事情有所认识，并不是一种病。如果我们要讨论的是过滤器，首先你应该了解它们的工作原理。即使是最好的过滤器，也会过滤掉一些你真正想要它通过的东西，也会让一些你想要过滤掉的东西通过。"

接下来她花了十分钟时间，为他讲述切比雪夫和巴特沃斯电子滤波器，并解释了切比雪夫 I 型滤波器是如何成功阻止不想要的东西通过，但不幸的是也过滤掉了一点想要的、本应通过的东西的。对某些电子产品，甚至某些神经系统来说，这没问题。但对人脑来说，这就不行了。对于我们这样的物种，我们的生存显然基于智力和信息，任何有潜力、有价值的想法都不应该有被拦阻、被抛弃的风险才对。

其他滤波器，如巴特沃斯滤波器，具有相反的弱点：没有丢弃任何具有潜在价值的东西，但允许太多其他的东西溜进来。"我认为巴特沃斯的设计对一个人的大脑来说更有意义，"温妮说，"或者说，巴特沃斯的设计对我们这个物种的所有大脑，从集体角度来说，更有意义。一部分人持有不切实际的信念，是整个物种正在健康运作的标志。"她说她会把巴特沃斯在1930年发表的论文《论滤波放大器的理论》（*On the Theory of Filter Amplifiers*）发给他。每个系统的运行都有它可以接受的错误率，以平衡其他考量，她觉得他知道这一点至关重要。

"我们在神经科学中的电生理信号也一样，"他说，似乎表示同意，"我们记录的电流非常微小，因此我们必须过滤掉噪声才能看到电流，即使是设计得最好的过滤器，也会过滤或扭曲一些有用的东西，并允许一些无用的东西通过。"温妮还有很多话要说，但说到这里，她至少可以让他继续去看下一个病人了。现在他似乎了解到，精神扭曲并不意味着患有疾病。

温妮内心的声音在第二天变得更加安静了。就算不戴突袭者队帽子，她也感觉情况还算稳定，于是也就不再戴它了。温妮能感觉到事情正在好转，但是她对医生的想法有所保留。他可能会把功劳归于那些药，并得出结论，说他对她疾病类型的判断是正确的。

　　D医生在《加州福利与机构法规》第5150条规定的日子到期前就先将对温妮的"法律拘留"撤销了；温妮同意自愿留在封闭式病房，直到出院，因为自愿病房，即开放病房，已经满床。但她很高兴能与目前的临床团队继续配合，同时继续进行测试。反正她在休假，她学到了很多东西，而且家里仍然不大安全。

　　"人们会因为不同的原因而出现精神错乱，"傍晚时分，D医生在走廊上说，"我们还没有完全排除你出现精神错乱的可能。"

　　"但我以为你也同意，"温妮说，"我可能根本没有问题，这些东西可能只是我的一部分，我们的一部分。"

　　"是的，但是，"他说，"正如你所说，人们内在的过滤器可以有不同的设计，就像每个人讲话发声的方式都不一样。但是这个想法有一个问题……这样的经历以前从未发生在你身上。就我所知，你一直逻辑缜密，条理清晰，而且你对事情的过滤处理能力一直是正常的，事实上，这也许是你最大的优势。所以整件事一直以来并不是你刻意为之。"

　　"如果这些改变真的发生了，是什么造成这样的改变呢？"温妮追问。

　　"毒品可以做到这一点，但我们在你的体内没有发现毒品的痕迹，"他说，"感染或自身免疫性疾病也可能会造成这样的改变，但我们在你的血液样本中也没有发现这些迹象。严重的抑郁症或躁狂症也可能造成这种情况，但你没有这些症状。不过，精神分裂症还没有被排除。"

温妮大概知道精神分裂症是什么，但这与她所经历的事情不相符。"这种病不是从青少年时期就有可能出现吗？"她问，"那我早该出现症状才对。"

"对男性来说是如此，但对女性来说，二十九岁才第一次发生与现实的脱节也并非少见，"他说，"第一次分裂，即精神分裂症第一次显露出来时，会出现明显的症状，包括妄想和幻觉。还有一些情况是，一个人对自己的行为感到很陌生，感觉受到来自身体以外的控制……"

"有任何关于是什么原因导致幻觉的理论吗？"她问，"像幻觉这样的东西，它的生物学基础是什么？"

"从科学角度来看，没有人能真正回答这个问题，"他说，"有些人认为，来自内心的声音，比如你听到的那个，可能是由于你大脑里的其中一部分不知道另一部分在做什么，大脑不承认自己内心的想法是自己的。于是你内心的某些描述，比如'断开连接'这个词，在被听到的时候，还有被解释的时候，就会被当成来自外部的他人的声音。"

"同样，你可能觉得你的行动也不是自己的，而是受到了来自外部的控制。这可能只是在精神分裂症中，你大脑的一部分不知道另一部分想要什么或试图实现什么，因此身体的行为动作被解释为外部干涉的结果。大脑四处寻找解释，但它只找到某些不大现实的想法，比如被无线电传输或者卫星控制。"

"等等，"温妮表示反对，"为什么这些解释总是那么有科技感，总是光子传输信息之类的？"她必须得到一个答案，而且她知道她的时间又快用完了。"你知道我的意思吗？为什么是卫星？这难道不意味着，这真的不是某种疾病吗？它更像是一种新出现的情况，对吧？一种对技术的反应。"

"是这样的，"他说，"这种被外部控制和接收远距离信息的感觉，还有力在远距离作用的感觉，据我们所知，一直是其中一种症状，早在卫星、收音机被发明之前或任何种类的能量波被发现之前，就是如此。"他开始沿着走廊，向下一间房间移动，按照她已经熟悉的模式，继续他的查房工作。"我现在得继续查房了，但我想我明天可以向你解释我们是怎么知道这些的。"

第二天，在等待晨间查房时，温妮在想，在人类所有精神异常的模式当中，精神分裂症可能是最不被理解的。她自己没有听说过什么解释，而且觉得自己对它一无所知，存在很多知识空白，也许还有误解。像抑郁症和焦虑症这样的疾病，似乎更容易映射到一般人的经验中。

尽管如此，另类现实在某种意义上也可能是普遍存在的。在大学里，她了解到大多数人在入睡时都会经历短暂而怪异的混乱和幻觉状态；她自己也经历过，而且知道这种状态出现的那一瞬间是非常可怕的。然而，如果这种状态在某天晚上出现，而且永远不会消失，生活会是什么样子？如果这种另类现实一旦经历过，就会变成固定的呢？根深蒂固，几天甚至几年都无法动摇。这个想法很可怕，所以她停下不再去想。

自我的分裂，作为一个概念，让温妮十分感兴趣，她的一部分可能不知道另一部分在做什么，不知为何，这在某种程度上会令她感到愉悦。这个想法让她想知道自我的整合首先是如何实现的。她一直认为自我的整体性是理所当然的，但显然不是这么回事。关于睡眠的思考有助于她理解这件事，因为在清醒的时候，她总感觉到一个解体的时刻，一开始没有现实或自我，但后来经历了逐步的重建，现实与自我重新编织在一起。地点、目的、人、重要的事情、时间表、当前的情况，这些相对局部的信息开始与身份、轨迹、自我这些相对宽泛的信息线条般交织在一起。在这几分钟里，是这些信息重新编织了自我，但这些信息从哪里来，又到哪里去？如果这个过程被打断，结果将是形成一个不完整的自我，一个人的行为将显得毫无联结而且陌生。

当温妮想到这种"断开连接"的状态时，一个令人不安的想法出现了。从自我中被释放的需求，与计划脱节的行动，要是这些看似虚无的东西才是最真实的呢？她以为，那些精神错乱状态中看似混乱和无序的东西，可能只是表明我们所谓的形体其实是随机存在的，而我们对自我的独特感觉实际上是虚假的，它为某种目的服务，但在任何意义上都不是真实的。单一自我才是幻觉。

另外，那个现在已经几乎无法察觉的声音又是怎么回事？医生认为她在思考"断开连接"，但没有意识到这是她自己的想法。他忽略了更深层的问题。即使"断开连接"的想法在某种意义上是她自己的，但又是谁告诉她要这样想呢？她是否在某一时刻决定，我打算"断开连接"？不，不是这样的。想法自己就来了。对所有的人来说，所有的想法都是这样自己就来了。

温妮意识到，只有患有精神错乱的人，才会真正对此感到不安，因为只有他们看到了事情的本质。只有他们足够清醒，能够觉察到潜藏在背后的真相：我们所有的行动、感觉和思维都是无意识的。我们都躺在进化为我们准备的坚硬的病床上，但只有他们踢掉了那层薄薄的毯子，那是我们的大脑皮质提供的某种安慰：以为我们做着我们想做的事，以为我们想着我们想想的事。其余的人在茫然的沉睡中度过一生，服务、保护着那虚构的自主权。

第二天早上，当D医生查房时，温妮很有把握地认为她处在具有某种洞察力的状态，而非疾病状态。她没有被屏蔽，而是从中浮现出来，她能感觉到"场"，感觉到围绕着一切的电荷。但在她告诉他之前，他为她带来了一样东西，一幅他打印出来的画。他说这是19世纪一个名叫詹姆斯·蒂利·马修斯的英国人在工业革命的热潮中，在当时人们所谓的"疯狂"的控制下画的第一幅画。马修斯想象出一个被他称为"空气织机"的东西，并把自己描绘成一个无助的、畏缩的形象，被这个巨大的、险恶的工业纺织设备控制。这个设备射出很多条线到他身上，它透过这些长长的线，远距离控制了他。

温妮对这幅画很着迷。精神分裂症患者只是将他们经历的某种无法解释的症状和感觉，归咎于他们所处时代已知最强大的、能在远距遥控下工作的某个装置。卫星也好，织布机也好，或是天使，或是恶魔，这些都是他们拿来作为解释的对象。

温妮还有很多话想说，她发现自己对探索这些想法很感兴趣，并不迫切地要求出院。即使她有精神分裂症或类似的疾病，对她来说，这似乎并不是真正的疾病，而是某种本质的象征：是洞察力和创造力的火花，是推动人类进步的引擎。

于是第二天，她要求D医生承认她的这些想法有可能是事实。对不可能的和怪异的东西的容忍，可能是有用的——以人有双手和大脑为前提。只有这样，近乎不可能的事情、半神话般的可能性、与任何曾经存在过的事物毫无关联的概念，才可能成为现实。承认不可能的可能性，毫无理由地相信一些奇怪的事情可能是真的，相信一个不同的世界是有可能存在的，这些神奇的想法只对人类有价值，对老鼠或江豚来说，就不具有任何价值——它们没有头脑来计划它，也没有灵活的双手来创造它。

D医生并不如她想象的那样兴奋。"人们已经想到了这一点，"他说，"不是说这不是一个有趣的想法，也不是说它不具有某种吸引力。它甚至在某种意义上可能是正确的。但是，精神分裂症比一点神奇的想法要复杂得多，也糟糕得多。还有精神分裂症的阴性症状，它甚至会使患者失去自己精神世界的根基。患者会表现得冷漠，失去活力，缺乏社会兴趣。"

"此外，有一种症状叫作思维紊乱，在这种情况下，你的整个内部处理过程会变得很混乱，而且会对你产生伤害。"他说，"想想'思考'这件事吧，你一直在思考，但现在想一想思想的流动。我们确实会计划思考这件事，或者说，只要我们愿意，我们就能思考。我们着手推理事情，我们做出各种选择，形成一系列构思：想象从一个决定点辐射出来的路径，计划有序地通过每一条路径，踏上某个序列。这是人类思维之美，但这种美也可能会被破坏。病人失去了对自己在每条计划好的思维路径上定位的记忆，甚至完全失去了绘制路径的能力。词语和想法混杂在一起，被插入或删除。最终，思维本身完全关闭。病人在对话时的断字或断句中崩溃，我们称这种情况为思维中断。思想在不需要的时候出现，在需要的时候不出现……而且召不出来。"

温妮知道她在急诊室里曾有过一段长时间的沉默，当时她一直在思考AJ的死。她提醒医生关于AJ的事情，说："我不认为我第一天的沉默是思维中断，D医生，这只是一种强烈的感觉，来自一个重要的个人记忆——我哥哥的死，每个人都在问我关于他的死，没有别的原因。"

"好吧，是的，这可能不是思维中断，"他说，"看起来像。好消息是你在服用抗精神病药物后，这种情况少了很多。谢谢你让我知道这件事。我们试图将病人的内心世界图像化，但思维障碍不是大多数人可以生动想象的，所以我们可能会弄错。思维障碍甚至可能是精神分裂症中致残率最高的症状，同时也是最难以理解的症状。"

也许是因为这是最属于人的症状，她想，这是最先进的大脑系统的缺陷，在任何其他动物或生命中都没有类似的症状。但更重要的是，无论如何，对自己思维的控制只是一种幻觉：对控制的幻想才是人类特有的。思想是个只有当我们的内脏决定了我们想要的东西之后，才会根据这个需要产生出来的东西，虚构的思想序列是以回溯的方式搭建和安装的。我们思维的秩序，与我们对行为的控制一样虚幻。两者都只是被合理化了，只是神经在填补过去的空缺。

出院前一天，他告知她磁共振成像检查的最终结果。他们在她的大脑中没有发现任何异常，没有杀死她哥哥的那个AVM，没有肿瘤，没有炎症。"这意味着，"他说，"你的精神错乱，很可能是精神分裂症的征兆。我们还不确定，但这是目前的诊断。但是我们还需要做一个检测。我们需要检查你的脑脊液，看是否有可以被治疗的对象——不应该存在的细胞，或感染性病原体，或像抗体一样的蛋白质。这代表我们必须做脊椎穿刺，腰穿。"

温妮觉得自己在微微退缩，她想起了化疗针吓人的长度。"我知道，很抱歉，"他说，"你以前做过这些。是的，这是有侵入性的操作，但几乎是无痛的，而且我们从大脑成像中知道，你的脑压没有问题。脑压如果有问题，我们会比较担心，因为那会让腰穿的风险变得更高。"在他准备同意书时，她年少时的经历不请自来，全都浮现在眼前。温妮记得她被安置在一张面向墙壁的床上，以胎儿蜷缩的体式暴露出她的下背部。但是他说的是真的，她记得当时没有疼痛，只是有一种深深的、微弱的压迫感。

"我们通常不会在这个病房里做腰穿，所以我们必须把你带到开放病房去。除了紧急情况，在封闭式病房里是不允许有针头出现的。"温妮在同意书上签了字，他们让她换上病号服，然后她和D医生及护士一起走到上了锁的出口处。看管病房的工作人员为他们开门，自她一周前入院以来，这是她第一次回到在法律意义上是开放自由的地方。

当他们在操作室里做准备的时候，她想到即将发生的事情的讽刺性：之前是她疯狂地担心被远距离控制大脑，现在她在这里自愿允许他们直接进入她的中枢神经系统。他们将从她体内深处提取材料——她的体液，并保存这些材料，进行检测，再将结果输入一个永远不会消失的数据库。

但不知为何，她也就同意了，现在这一切正在发生。D医生让温妮侧躺，轻轻卷起并敞开她的病号服，露出她的下背部。首先是表面麻醉——用一根小针头扎了一下。在他用手准确地测出位置以后，大针头就会上场。他告诉她："我正在寻找边界……找到腰椎的上界和下界，它们定义了间隙，第四个，第五个，就在那里。"短暂屏住呼吸之后，她感觉到那种熟悉的深深的压迫感。针头在她的脊柱里。

当温妮注视着她面前的墙壁时，她回忆说，这是一种透明的液体，脑脊液，与身体中的任何其他液体都不一样。他们将测试脑脊液里的细胞、糖和离子。脑脊液，滋养着大脑和脊髓，保护着富有思想、爱，充满恐惧和需求的神经元，它的盐分浓度恰到好处，和我们的鱼类祖先一样，还带有一点葡萄糖——我们身体里的古老海洋总是带着一丝甜味。

第二天早上，他把结果告诉她：又多了一个好消息。没有什么值得担心的，脑脊液一切正常；他坦诚地告诉温妮，这是一次开香槟式的成功的穿刺检查，这意味着脑脊液完全透明，毛细血管没有破损，没有出血，甚至连一个红细胞都没有。他说，对住院医生和实习生来说，这通常是值得开香槟庆祝的时刻，标志着操作技术的进步，当然也有一点点运气成分在里头。但对温妮来说，更重要的是没有白细胞，没有炎症，没有蛋白质，没有抗体。葡萄糖和离子都正常。

　　还有一件小事：有一个叫作细胞学的检查还没出结果，这是对癌细胞的详细分析，但实验室不认为她的淋巴瘤复发了。因此，她将在今天出院，正如他之前承诺的那样；他们会让她带着新药处方，就是那些抗精神病药物回家。"出院诊断呢？"她问，"你会说这是精神分裂症，还是不会说？"

　　"我们仍然无法确定，但有可能就是精神分裂症，"他说，"有些精神疾病，只有在排除了其他一切因素，且经过足够长的时间而没有发现其他迹象的情况下，才能下诊断。所以现在，我们将给出临时诊断：类精神分裂症。这在你的门诊随访中，有可能会转诊为精神分裂症。"这是一个不容乐观的发展前景，温妮不愿意让这样的事情发生。

　　她回到病房，等待出院通知，同时在思考："开香槟式的"，我的大脑感觉就像香槟酒。她喜欢他用的那个词"开香槟式的"。她接着开始想象一个更古老的过滤器的画面：从现代电子技术行业使用的过滤技术跳回到工业革命时期的气泡过滤技术，这更像詹姆斯·蒂利·马修斯在思考他的饮料时会想象到的画面。思想的气泡深埋其中，解释世界的各种猜测——为什么那个螺丝钉会在那里——在装着头脑的香槟酒杯边上成核，它们如果能够与其他互相支持的气泡结合，形成一个更大的气泡、一个更完整的假设，就能更强而有力地快速上升，并且通过过滤器。过滤器只能过滤掉那些弱小的气泡和那些不太可能发生、理由不充分的气泡。

　　那些上升得最快、增长得最多、得到更多支持的气泡，最终到达边缘——意识的边界，再在意识中爆裂。一旦爆裂发生，它就不可逆转了。它不再只是一个猜想，而是成为真理：它变成精神氧气里的化学分子之一。它没有再重新形成气泡的可能；已经没有办法再将它们送回香槟酒中。

而且最重要的是，有时候有一些本应被过滤掉的小气泡反而会溜过去。温妮想：为什么不把它们送上去呢？世界总是在不断变化啊。

她在入院第十天的下午出院。最后一剂药，也就是她刚入院时，每天都要服用的抗精神病药，已经由护士在前一天晚上给她服用了。她有一张处方，回到家也可以继续服药。得到初步的诊断——类精神分裂症后，她可以自由地离开了。

温妮没有根据处方去药房领药，也没有去诊所复诊，她也不打算去。她感觉很好。她回到家以后，就把D医生的名片扔在房间里，就在煤气壁炉旁，在她能看到和记住的地方留下了一个白色标记。她同时还有其他工作要做。

她上网时感觉很好，她甚至不担心埃兰。黑客的阴谋论仍然存在于她的脑海中，但不再是一种压倒性的入侵，所谓的黑客更像是一个有礼貌的房客。他们互不打扰，在她头脑里狭窄的走廊上擦肩而过时，还会礼貌地彼此点头示意。

她甚至觉得自己的身体、自己的边界十分安全。突袭者队的帽子又被收回到储藏室。当她重新整理衣柜时，她看到了本杰明·富兰克林于1755

年出版的《关于电的信件和论文》（*Letters and Papers on Electricity*）的翻印本，并直接找到了她最喜欢的段落。这段文字出自富兰克林写给L博士的信，描述了后来被称为法拉第笼的发现经过。当她阅读他的文字时，再次品味到富兰克林虚假的谦逊：

我将一个银色的品脱罐放在电架上通电，然后将一个直径约1英寸[①]的软木球放入其中，用一根丝绳吊着，直到软木球接触到罐底。软木球没有像被罐子的外表面吸引那样，被罐子的内表面吸引，虽然它接触到了罐底，但是当它被拉出来的时候，并没有像接触到外界那样通电。这是个奇怪的事实。你追问原因，但我不知道。也许你会发现它，然后你会好心地把它告诉我。

温妮再次感觉到与软木球的联系。在经历了短暂的动荡，即被来自外部现实的电场所冲击之后，现在她又回到了银色罐子里，被屏蔽的笼子里，一个共享、共同的人类框架里。

可能从来没有发生过流产，那个想法也已经与她脱钩了，飘走了，一个消失的余烬，一粒暗淡的微尘。

回家的第一周，她吃得很凶，这样的饥饿感是她以前从未感受过的。能再次掌控自己的饮食是一种启示，一种释放。她煮了面，买了蛋糕。第

---

① 英寸：英美制长度单位，1英寸约等于2.5厘米。

一周结束的时候，她出现了一个奇怪的想法：她不确定自己是否有嘴巴。即使在吃东西的时候，特别是在吃东西的时候，她得触摸自己的嘴唇，以确保它们是她的，而且它们还在那儿。

在一日三餐之间，她体内的专利律师重新登场：强壮、神清气爽、不知疲倦。就像在工作中接触到一个新的专业领域一样，她每天花很多时间在电脑前，钻研科学文献，寻求知识和先例。她找到了大量关于精神分裂症遗传学的有趣论文：从人类基因组中收集DNA序列信息，由大规模的科学家团队在数以万计的精神分裂症患者体内拼出遗传编码的各个字母。她浏览了数百个被发现的基因，并为此着迷，这些基因似乎都在精神分裂症中扮演着某种角色，与该病症有关联。每个基因对人类个体只有微小的影响，没有任何一个基因可以单独定义整体，没有任何一个基因可以独自描绘出精神世界的轮廓。

只有当所有基因整合在一块儿时，才能表现出整体状态——健康或患有疾病。这些基因如同织线，只有整合起来，才能构成完整的织锦。在温妮看来，精神疾病——精神分裂症以及其他疾病，如抑郁症、自闭症和进食障碍，即使很大程度上是由基因决定的，但大多也不像手表或戒指那样可以代代相传，也不像镰状细胞或囊性纤维化那样由单一基因控制。相反，在精神病学中，患有精神病的风险更像是从父母双方的许多脆弱点投射而来的。每个人的精神世界都由成千上万个基因交互而成，它们在各个角度和维度交错，最终编织出独有的精神面貌。某些基因负责的蛋白质会让细胞导电，某些基因负责的突触分子会控制细胞之间的信息流，某些基因指导神经元中的DNA结构，指导所有电和化学蛋白的生产，还有某些基因负责引导大脑内部远程投射的神经纤维，它们是连接大脑内不同部位的神经轴突，在这台脑内织机错综交缠的线条上控制着一切，指导大脑的方方面面，决定特质和倾向，比如对不可能和奇怪事物的容忍度。

温妮意识到，在某些人身上，当经线和纬线恰到好处地交织在一起时，无论正确与否，一种新的形态就此形成，一种崭新的生命存在的方式就此成为可能。下一代可能出现的特征，有可能可以在上一代双方家族里，那些具有某些倾向性的人身上，找到某些蛛丝马迹，这是他们的家族特有的花纹。回顾过去，从某些小地方就能看出端倪，这些小地方指的是我们人类的某些特征，而它们正是我们日后行为模式的原型。在父母两边的亲戚中，我们都可能会发现祖母、外婆或一些叔叔表现怪异，他们放飞自我，可以跳出旧的思想框架，形成某种新的思想范式。

旧的范式越强大，社会形成的惯性作用力就越强大。那些在统计学上偏离平均值的人，只能相信自己的新思想。他们坚守自己的信念，即便没有什么好的理由继续坚守，他们也必将坚守下去。因为在那陈旧的、既定的思想前面，有谁能为新的、未经证实的思想辩护呢？只有那些没有任何理由但依旧义无反顾坚守信念的人，他们信心满满，超越逻辑，他们已经可以将幻想当作现实。

但是当两个高度脆弱的谱系结合在一起时，可能会出现一个人，他太脱离实际，允许太多的事情发生，已经失去了对思想的控制，或者说失去了让人安心的幻觉，失去了对思想秩序和思想流动的感知。一个动摇的人形成了，他不能决定该放弃哪些范式，或者哪些永不放手；他甚至不能再假装决定任何事情，在被搅动的混乱中，成群的气泡从香槟中不受控制地涌出和迸发。然后，所有的气泡都被耗尽，而这个人的结局就是D医生所描述的阴性症状：空虚和扁平化。

温妮还在住院的时候，认为精神分裂症可能对病人或他们的亲人有一定的好处。随着温妮阅读了更多关于严重精神分裂症的资料，她发现她难以保留她还是住院病人时的想法。似乎D医生所描述的最隐蔽的症状，即思维障碍，如果不加以治疗，就会无情地发展下去，直到个人完全崩溃。思考将变得越来越扭曲，直到头脑无法记录义务和联系，并且失去情感范围，包括高潮和低谷。任何工作、打扫卫生、与朋友和家人联系的动力都不复存在。思想变得混乱和恐怖，身体变得麻木和紧张。如果不及时治疗，病人的生命就会在混乱和怪异的孤立中结束。任何计划好的想法，它持续的时间都会缩减到几秒钟或更短，然后消失。

温妮清楚地记得医生在走廊上说过的话，在他们最后的谈话中，她一直在复述错误不一定意味着疾病。"在一个群体中，有些人以这种方式容忍不大可能的事情，这个群体可能可以经得起时间的考验，生存得很好，"他说，"但别忘了，有些人将因此承受可怕的痛苦。"现在在她的公寓里，她想回应医生，但已经太迟了。她想告诉他，她现在明白了，这不仅是真实且重要的，而且应该教育社会，以促进理解，以便所有人都能真正看到生病的人，理解他们为我们承受的负担。

他可能会同意，但她很肯定他不会喜欢她想说的另一件事，就是我们每个人都需要妄想。她想告诉他，在每个人的内心深处，有时候应该出现一次现实的崩溃。我们应该认识到这样的需求，无论是存在于我们自己身上还是存在于对方身上，我们面对它就像面对音乐一样，随着它舞动，跟随生命的引领，毕竟这世界上的生命处在各个不同阶段，来自不同个体、不同人群、不同国家，他们所面临的抉择，不存在一个标准答案。我们有各自的大脑和双手，我们可以使我们的幻想成为现实。

她已经想象到了他的反驳，因为像任何优秀的律师一样，她也可以扮演反方的角色："这很好，这样的想象很浪漫，但如果没有可以控制的思维，没有计划多重步骤的能力，就不能使任何事情成为现实，创造任何复杂的东西，而精神分裂症关闭了所有这些能力。进化还没有发展到能持续保护每个人免受思想混乱的影响，这使心灵上有弱点的人们，在现代世界中尤其具有破坏性。低等和小型的灵长类动物群体可能不需要思想长时间地连续流动，但我们社群结构的稳定性要求人们长期共同生活和工作，计划多重步骤的能力就变得十分重要。"

温妮知道这种观点至少有一部分是正确的，她已经找到大量的数据来支持文明助长了精神分裂症引起的问题这一观点，包括有证据表明该疾病症状在城市居民中更加普遍和严重。看起来，原本只有轻微遗传倾向的人，仍然可能被现代生活的其他风险和压力推到精神病的边缘。温妮还发现有许多完全健康的人在第一次接触大麻后，出现精神错乱。还有一部分人似乎有单纯的情感障碍，譬如抑郁症，他们出现妄想只是因为情感障碍而不是精神分裂症。她认为这些人可能至少都具有某种精神特质的雏形。

温妮认为，环境的变化、一种有毒的化学物质、城市生活的压力或社会干扰、一种感染，不管是什么，遗传学基础上的第二次打击就能使这个精神特质成形，并且改变现实。

双重打击，这是她从癌症中学到的概念。温妮记得她在十几岁时曾问过她的肿瘤医生，为什么是她？为什么不是尼尔森或AJ？为什么不是她最好的朋友多丽丝？她一有机会就偷偷抽烟。她的医生说，也许双重打击假说可以解释这个问题。也许温妮在遗传方面有一些弱点，但哺乳动物的每个基因都有两个副本，还有其他类型的备份系统，所以需要第二次打击，通过她的DNA的另一个变化来让癌症发生。这可能是某种宇宙射线，某种来自太阳的长程粒子，或者甚至是来自另一个星系的 γ 射线，它在太空中旅行了数十亿年，击中了威斯康星州一个年轻女孩的一个细胞中的某个基因化学键。这种情况一直发生在每个人身上，但温妮的细胞中已经有了另一个问题，一个从出生起就存在异常的基因。在一个问题上出现了另一个混乱，这是一个双重打击，打击力度太大了，以致系统向癌症失控、扩散的方向倾倒。

没有人知道双重打击的观点是否适用于精神疾病，但温妮认为这可能是正确的。在精神病学领域的科学研究还不够，这一点很清楚，因为她整晚都在阅读论文和复习资料。在这个领域，尽管有一些生物学见解，但知识仍是有限的。精神分裂症患者整个大脑的信息传递功能发生了改变，这一点已通过对人的大脑活动进行成像研究得以说明。大脑的某些部分跟不上其他部分的更新。甚至有人观察到，在出现幻觉时，整个大脑活动的同步性发生了变化，就像一只手不知道另一只手在做什么。

温妮有这么多问题，有这么多话要说，却没有人听。她记得医生可能说过，一个病人与现实脱节，是他来看精神科的原因。这很重要，而且她想让他知道这很重要。我们认为我们共同享有的现实是理所当然的，我们对幻觉的反应也是理所当然的，如果她能要求医生做一件事，她希望医生让全世界知道一个简单的真理：我们共同享有的现实不是真实的，它只是被共同享有而已。

在她回家后的第二周，一个新的目标出现了，神明降世了，这里所指的是一台芒果冲压发动机。她写信给医生，这是封亲手记载详细内容的信，用不可擦除的黑色记号笔，全部用大写字母写下，这样就不会漏掉任何内容，包括她一直没有时间说、不知道如何说清楚的每一件事。

她会告诉他更多的想法，细微的想法。她要告诉他，这里有一个分散的元素、一段月光下的鼓声、一首夜曲，爪哇睡衣公主是她的新名字。他可能不明白，他没有胡子，他不是耶稣。他会在回复中写下他的全名，不是护士们在病房里对他的称呼，那是假的符号，像流行乐坛里的名字。不，他的全名，并且她会这样告诉他，她说她没有达罗毗荼人的血统，不欣赏这种带有歧视的暗示。她的声音沙哑了，变成了微弱的低语，尽管她无助的愤怒在滋长——他在暗示着什么。她没有受到任何影响，她是纯洁的、自由的，不是跳绳舞、踏步舞的火辣女郎。她是不是吃得太多了？真贪婪。她被双重打击了。影响正在到来，出口不容易找，不在东面，而是位于西北偏西方向。她停了一下，吸了一口气，然后道歉。一阵尖端扭转型室性心动过速。他想暗示什么，不关她的事。

她的电话响了；有什么东西紧紧抓住了她的内心。菲利特是第一个出生的，是长子。是他。温妮伸手去接电话，但犹豫了一下。那是屏幕的另一头。她让他转到语音信箱。一小时后，她用免提播放了那条信息，在她觉得手机的电容已经完全放电后。脊椎穿刺的细胞学报告已经出来了，那是最后的检查项。"罕见高度非典型淋巴细胞，与之前的病理报告一致，T细胞淋巴瘤参与。"

她的大脑引擎终于揭示了它的黑暗秘密，她的软弱被掩盖了，但它始终存在，它一直在等待，就像AJ的AVM。然后是第二次打击：对AJ来说，是压力激增；对温妮来说，是癌细胞，它们搅动着香槟酒的气泡，在她脆弱的甜蜜海洋中游动。

她坐在地上，再次想起AJ的最后一天。这并不难——空气织机的投射跨越了时间和空间。而且她知道哪些是重要的线，其中一些是她的。当他看到银行的时钟时，AJ知道他必须跑完剩下的路。当他跑步时，他低头看了看自己的模样。衬衫上还沾了些烤面团，他试着用手去擦，大部分都擦掉了，但还有一些白色的东西他擦不掉，而且他的手在出汗，这让事情变得更糟糕。他应该多带件衬衫。他保持着稳定的步伐，在临近银行时尽量不让自己太喘，慢跑穿过南大街的十字路口，进入中庭广场，绕过喷泉，跑过玻璃门，正好在一个挂着拐杖的人后面。他看到了电梯，但没有时间，他三步并作两步，上了五层楼；他快步走到走廊上，检查了一下身后，确保没有留下沾着面粉的脚印，接着就在办公室外停下，让自己缓过气来。他擦了擦额头，看了看周围的墙壁和天花板。走廊非常干净，是褐色的。他想到了面包店旁边卖冻酸奶的女孩，她的头发像肉桂卷一样弯曲起来，非常密实，而且也是褐色的。他想到当他问她的电话号码时，她的眼睛在他脸上转来转去，像一只紧张的蓝鹊。一分钟后，他伸手去开门，内心有种颤抖的感觉，他看着自己的脸在玻璃门上昏暗朦胧的倒影，感觉自己正站在山顶上，满是汗水的手拿着一大块纸板，准备从山顶上滑下来，就像他小时候和温妮和尼尔森做的那样。他要去看看世界的另一边是什么样子。在经过漫长的攀登，准备滑下来的时候，其他登山者的胜利和痛苦的呼喊声，在这一刻渐渐消失了……仿佛是出于对这一瞬间的尊重。门是锁着的；AJ花了点时间才意识到门是锁着的。这很奇怪：门把手转动了，但门却打不开。AJ颤抖着又试了一次。他向后退了一步，试图思考这意味着什么。他的眼睛在寻找一些信息、纸条或线索，但什么也没有。也许是走错办公室了。他伸手去拿口袋里的预约卡，但这是一张拿错的卡，是修理工的名片。他没有带任何电话号码，他快要错过他花了几个月时间才得到的预约。他的头感到一阵剧痛。AJ用手按住太阳穴，走回大厅。他慢慢地走下楼梯，膝盖发软，感觉到一股奇怪的、涌动的洪水。大厅迷失在一片黑雾中。他很害怕，尽可能稳稳地走过大厅，走出大门。太阳很热，但很昏暗。他的腿和胳膊都在颤抖，但他还是慢慢地走到了广场的喷泉边。他步履蹒跚地绕过喷水池，等着穿过南大街，看着汽车里的面孔从他身边经过。他跪了下来。他想起他曾经看到一只鸟撞在公交站台的玻璃上。它用翅膀拍打着尘土飞扬的人行道，好一会儿都无法起飞，然后只是看着，看着其他鸟儿飞过，在太阳的照耀下，专注于自己的生活，交配、觅食、筑巢、歌唱。暮色似乎正在加深，笼罩着一切。他想，如果他能回到面包店，他可能会看到那个卖冻酸奶的女孩。我想和她一起待在那里，他想。这一路是个向下的小斜坡；如果他能站起来，他所要做的就是把脚向前移动，一个接一个，这样就能一路滑下去。所有回家的汽车里的面孔……门打不开。门是锁着的。他的头痛感上升、扩散。到处都是如此干净而明亮的玻璃，它们看起来好像根本不存在一样，鸟儿撞了上去，玻璃散落一地。走廊长而昏暗，坚实，呈褐色。再看一眼不那么容易。这只鸟有点像鸽子，这让他想起了温妮，他一直很为她担心。当他弯下腰时，那只鸟直直地看着他，就像温妮一样，冷静地看着他，温妮是唯一会这样做的人。他紧闭双眼，等待头痛过去。他从跪姿变为平躺，然后发现温妮就在他身边，她用翅膀轻抚他的额头。

第五章
厌食症

厌食症和贪食症这对致命的盟友和对手同时被憎恨和被拥护，它们都是疾病，是欺骗和奖励纠缠在一起的结合体。比起大多数精神疾病，它们更远离医学和科学所能触及的范围，其中一部分原因是病人和疾病之间存在某种伙伴关系。它们有时彼此碾压，有时彼此敌对，有时又彼此坦诚相待：它们与病人的伙伴关系，如同现实世界中的人际关系，就在这强与弱的反复辩证过程中，最终锻铸而成。

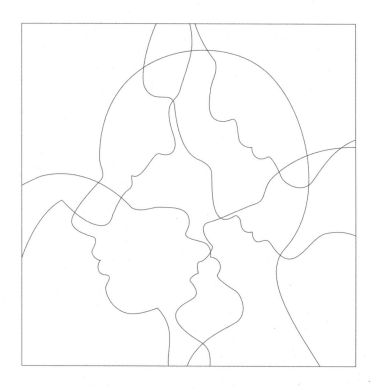

再会了，幸福的田野，

欢乐永远住在那里,欢呼着荣光，欢呼吧！

炼狱的世界，最深的地狱，

接受你的新主人吧。他带来

不被地点或时间改变的心灵。

心灵就是它自己的地方，在它身上

能把地狱变成天堂，天堂变成地狱。

在哪里不重要，如果我还是我。

我应该是什么，我是所有，唯独在他之下，

雷霆使他更伟大？但在这里，

我们至少是自由的；全能的上帝没有把

他的嫉妒放在这里，他不会把我们赶走：

在这里我们可以安全地统治，在我的选择里

纵然是在地狱，也值得我雄心壮志：

在地狱掌权，好过在天堂服侍。

——约翰·弥尔顿《失乐园》

医学院的实习生和我正准备离开。我们与埃米莉相处的头九十分钟并没有帮助我们更理解她，我们也没有发现任何将她收入院的必要。她是由精神科住院部主任直接收进我们的开放病房的，而在决定是否应该收她住院的时候，他们并没有通知我。

埃米莉当时十八岁，在法律上已经是成年人，但比我们的其他住院病人年轻得多，如果她再早几周来到医院，就会被送到儿童精神科去。她最初的主诉是：她无法坐着上完一堂课。这实际上是来自她父母的主诉。对我来说，这样的主诉似乎更适合儿童医院，而不是我们这儿的急性成人住院部门。

在收入院的检查过程中，我们发现埃米莉在学校一直是个成绩优异的明星学生，但突然一下，一堂课五十分钟的时间让她感到无法承受；新年伊始，她不知怎么就形成了在上课中途起身离开教室的习惯，然后再经过一个月左右，情况已经发展到她根本无法去上课的程度。没人知道原因，她也不愿意说。但我们从她的自述中了解到，她的诗歌课和文学课成绩特别好，又是学校垒球队里的投手和竞技马术运动员，还赢得过许多奖杯。

　　在问诊期间，骨科病房的秘书一直传呼我，说我们的一个病人做完髋关节手术后，需要转回精神科。虽然骨科医生的脾气暴躁，但去处理他们的事，似乎比我向埃米莉继续寻问病情更有效率，至少我能给骨科他们想要的东西。于是我起身绕过椅子，向埃米莉的病房门口走去，尽量不显出太匆忙的样子，并且我承诺一定会回来。

　　"还有一件事。"埃米莉突然说。我立刻转回身子，竖起耳朵。这时她盘腿坐在打理整齐的病床上，将双臂伸向头顶，弓起身体，迎着从窗外透进的阳光。"我真的觉得我现在不要一个人独处比较好。"

　　哦。太好了，来了。终于要揭晓了；内心的风暴终于被突破。我等待着，没多问什么。

　　埃米莉用蓝灰色眼睛侧眼看了看我，同时露出四分之一的微笑。她没有再说什么。沉默像低气压般延展开来，笼罩在整个空间里。压力逐渐累积，却没有暴雨。

　　我环顾她的房间，想找些蛛丝马迹。我发现有一点很奇怪：她的行李箱还没打开，她的笔记本电脑和手机整齐地放在床头柜上。在一个开放病房里做到如此井井有条并不常见。但我知道，她入院属于特例，并不符合收治入院的常规流程。她刚到医院就进了病房，连主管护师都还没见过她。

　　我回头看了看埃米莉。我知道等患者继续说下去的时间会比我们期待的长，我想借此为实习的学生示范如何让患者自我陈述，如何避免在任何事情上预先设定框架，以防在不经意间把根本问题变成我们捏造的某个东西。

这沉默如此消极，令人分心，甚至带有点敌意。沉默终于变成了噪声。"好吧，埃米莉，"我说，"我们来谈谈这个问题吧。"这情况没有给我任何选择，我只能带着我的实习生回到病房坐下。我感觉到当我回到自己的椅子上坐下时，白大褂像提线木偶的线一样落在我身上。

不仅我们的病史调查没有发现她有任何严重的精神状况，而且埃米莉的门诊实验室检查结果也都是正常的。例如，她没有格雷夫斯病引起的甲状腺功能亢进——可以解释焦躁和坐立不安的症状。由于已知的信息太少，我的诊断思路很散乱，她的症状看似与焦虑有关，也许她患的是社交恐惧症，或者恐慌症。但她否认了任何与焦虑有关的症状。我也曾考虑过多动症，并且逐一比对了与这个诊断术语相关的症状，我们对多动症的了解有限，我用的是我们精神科众多诊断框架中的一个。随着研究的深入，我们的模型和术语会被一代又一代人修改，然后被抛弃和取代。我们现在使用这些框架，是因为这是指导我们进行治疗和研究的仅有工具；每个诊断都有一个症状清单和诊断标准。比对下来，埃米莉不符合任何一项诊断标准。

在所有我用来探究这些可能性的直接问询中，以及在我采用的不那么直接的方法，例如字里行间刻意留给病人填补的开放式停顿中，我都没有发现任何实质性问题。她有轻微的抑郁症，但从来没有自杀念头；她有一些和进食障碍特征有关的暗示，但这种情况在她这个年龄段很常见；她还有些微强迫特质。但这些都无法解释她的核心问题：她的主诉。我们无法解释为什么她不能留在教室里。就在我们准备在必填的诊断栏里暂时写下"不明原因焦虑症"作为她的临时诊断，离开病房去处理骨科的事时，真正的对话似乎才刚要开始。

随着她隐晦地开启我们的第二次问诊，一些新的诊断思绪忽然急切地涌现出来，就像赛马从起跑线闸门后冲出那样。但随后这些诊断思绪开始彼此冲撞，不成体系。就连曾经对她下的直截了当的诊断，现在也不那么符合实际了。如果她打算自杀，她就不会希望有人和她坐在一起。如果她有精神错乱，她就不会那么有条理地摆放她的电脑与手机，而且会显得更加小心谨慎。最后，如果她是一个边缘型患者，就不会如此羞怯，边缘型患者会更直接地提到被遗弃的事。

不管是什么样的混乱，都是微妙而强烈的；她看起来身体健康，不像有任何病痛，但究竟是什么占据了她强大的心灵？在她成长和受教育的这一关键时期，支撑埃米莉的最强大的力量被夺走了；这是她通往未来的护照，被一个她正在保护的小偷从她体内给扒走了。

当她的上一句话还悬挂在我们之间的空气中时，她的身上发生了一些变化。埃米莉呈现在我们面前的是一个学者型运动员的形象，在她充满活力而未经雕琢的形象上，眨眼间，她的面具闪烁了一下，掉了下来。那一瞬间，一切都变得真实。虽然她说出了某些实情，但她的眼角和嘴角有一丝扭曲。她在向我展示一些东西，但又没有展示太多，因为，她毕竟才十八岁，还是会觉得尴尬，而这个过程几乎有点可笑。

"为什么你不应该独自一人，埃米莉？"我问她。

　　她没有再说什么。她用手指在单薄而整齐的床单上描画着形状，用眼角余光看着我。埃米莉刚才说了某些重要的事情，然而她似乎还有一个秘密的玩笑没有解释，是一个她很想与我分享的玩笑。她是不是在装病？她是不是精明地操弄着我们这些医生？她是为了得到某些我尚未发现的利益而做这些事？还是，她的这个玩笑比我想象的更黑暗，是她病态的对自我伤害的渴望？这个渴望如同一个隐蔽的幽灵，她一直与之斗争，却无法告诉别人。也许直到我们即将离开病房的那一刻，我们的关系趋缓，她才愿意说。

　　之后，是十秒钟的沉默。接下来呢？我转头看看我身边的"盟友"索尼娅。

　　索尼娅是医学院的学生，也是一名实习医生，她的任务是表现得像一个真正的医生，好像已经有权来制订治疗计划和开具医嘱一样。除了不能实际签署医嘱以外，实习医生被要求在每个场景中扮演医生的角色。这是一个具有挑战性的角色扮演，专为那些已经决定了自己的专业，听到了自己的召唤，想要提前累积相关经验的医学生而设计。他们得在没有真正权威的情况下，表现出权威性。这不是一条好走的路，需要自信、人际关系方面的智慧，以及做出正确的判断。换句话说，这需要实力。

　　而索尼娅是很有实力的。她无畏无惧、足智多谋，书写和电话沟通的反应都很迅速，善于推动事情发生。尽管我试着不把人快速或绝对地进行分类，但在她刚加入团队的时候，她的优点就已经很明显了。我读医学院的时候，那是一个更残酷、更二元化的时代，每个新成员轮转到住院病房时，他加入的团队通常就会要求他做出迅速的判断。这个新成员，如同一张白纸，还没有认识在场的任何一位医生或病人，就被推入紧急的生死决定中。我在做实习生时，团队中没有人真正关心医学生的创造力如何，或者他发表论文的质量如何，这些都不重要。团队对医学生以全然不同的分类法进行分类，而医学生在以前从没经历过这样的分类。这样的分类在每个医学生身上贴上了标签，而这些标签从此成了该名医学生的形象：新学生是强者，还是弱者？

团队的凝聚力来自快速的判断，无论正确与否，总之必须快速做出决定。医学生们通常以为，他们加入团队参与的最初几次决定不具有什么重要意义，事实上，在那段时间里，他们获得了一个分类标签。医学生会在一个月后轮转到别的部门，进入新的角色，获得新的成长，发现新的力量，但对上一个科室团队中的人来说，医学生那一个月的时间就会冻结在那儿，如果事情出了差错，他的标签永远不会消失。在我经历不顺的时候，我会好奇：在多少资深医生的印象里，我是被贴上了"强者"或"弱者"这样的分类标签中的一个，并且仅此而已。当我还是一个刚开始临床轮转的医学生时，我有很多弱点容易显露在外，更何况那时的我明确想进的是神经外科，当时我选择提前进行外科轮转。

至于我的博士课题，我根本搞不清楚。我的研究是在抽象的神经科学领域，所以在任何意义上都不属于临床范畴，而且因为天性中带点叛逆和固执，我不愿意接受医学的惯例和规矩。在这种抵触情绪下，我对待医学院的老规矩总是犹豫不决。然而我的这种风格，有时候却偶然符合了团队利益。我早期在血管外科轮转，其实我完全不知道自己在做什么，第一天早上碰巧问了一个有趣而且想来有点烦人的问题，结果当天下午的查房队伍中，住院总医生向主治医生介绍我是"新来的医学生，强者"。主治医生说"非常好"。其实他们错得离谱，但此后在这个团队里没有人再来找我麻烦。我被接纳了，接下来一个月会很好过。这个学生是强者。现在标签已经贴好，队伍整装待发，准备继续前进。

后来，在我当住院医生和主治医生的那些年里，我认为自己是某个不断变化的文化的一部分，也是这种文化的支持者；在这种文化中，大家更能容忍多元复杂的事物，医生们认识到这个世界需要不止一种行医之道。但索尼娅无论从任何角度来看，都不是弱者，所以当我看着她，不知道该怎么做的时候，我希望她可以在当时的未知领域中，发挥她的优势。我们已经在同一个住院小组中一起工作了两周，我们有时间相互了解。她和埃米莉有同样的特质：相似的学术培养背景，多元发展，既带有文学特质，也擅长分析。

在那一刻，我们沉默地交换了很多信息，但她略微睁大的眼睛紧紧地盯着我，表示我们应该进行更深入的探究。

我回过头看埃米莉，发现她没有恐惧，没有惊慌，没有愤怒。相反，她散发出一种带着紧张的兴奋感，好像她正准备出门赴第一次约会，或者，更像是一次外遇。我发现我可以将埃米莉的某种表象，投射到我见过的其他人身上，他们是很久以前我在青少年精神科的时候见到的案例，我将他们存在我心里的某处。只要将这些图像稍做调整，它们就会完全吻合。

在房间里还有另一个人和我们在一起，一个她需要的、害怕的、永远无法离开的人。埃米莉敞开心扉向我展示，因为已经无所谓了，她、我和任何人都无法去改变。她确实计划着一个可怕的时刻；它正在发生，没有人可以阻止它，但她希望有人知道它，见证它。她说的不过是一个直截了当、未加修饰、未经雕琢的事实；是一代人向另一代人的陈述，只是告诉我这个世界是什么样子。事实就是：她不想一个人待着，但我才是该为此感到害怕的那个人。

那段时间，我已经治疗过许多进食障碍的病人。我在儿童医院的封闭式病房里待过几个月，那里实际上就是一个专门治疗厌食症的病房。我在那里见到的病人，严重程度从轻度到濒死都有，我还听到了青少年用来描述神经性厌食症和贪食症的各种词语。一些病情较轻的病人甚至将这两种疾病人格化，称它们为安娜[①]和米娅[②]，但大多数病情严重的病人，都放弃了对他们疾病的所有隐喻。

在这个领域工作的精神科医生都具有深厚的知识和经验，然而他们对疾病概念的理解与现代的科学进步脱节（这是精神病学领域里相当普遍的情况）。在精神病学乃至整个医学领域，我没有发现比进食障碍更神秘的

---

① 取了厌食症anorexia的部分音节。——译者注
② 取了贪食症bulimia的部分音节。——译者注

疾病。甚至在整个生物学里，也没有比这更大的谜团了。

对于埃米莉，我谨慎地意识到这种诊断的启动效应。因为在同一时刻，我在开放病房里还有其他属于同一病症类型的患者。比如迈卡，一位以色列基布兹①的艺术品商人，他的眼睛黑得像鞋油，留着短而精神的凡·戴克胡须②，而且瘦得吓人，一根管子从他的鼻子里蜿蜒进入他的喉咙。迈卡同时患有厌食症与贪食症，他和这两种疾病共生，他们之间的关系非常密切，争斗也非常惨烈，这使他的体重低到了极度危险的程度，各种矛盾和冲突榨干了他。他得花足够多时间，才能满足这两种疾病的各自要求，这已经成为迈卡的全职工作。

神经性厌食症常常被拟人化为一个残酷和强势的角色，像一个刻薄的公爵夫人，她与他人关系疏远，又待人严厉，将患者锁在认知控制的冰冷墓穴中。为了得到胜过生存意志的权力，并将进食的动力塑造为自我以外的敌人，厌食症必须变得比患者的感受还强烈；而且一开始，患者自己往往个性也很强，因为他们必须表现出强大的一面，才能出现这样的症状。

厌食症控制了成长和生命的进程，也借此控制了时间。厌食症阻碍年轻患者性成熟，延缓成长，而且医学尚无法治愈它，至今没有药物可以将患者从厌食症的控制中解放出来。为了治疗患者，我们不得不采取非常措

---

①　基布兹：以色列具有公社性质的农村集体经济组织，即社会主义社区。

②　凡·戴克胡须：凡·戴克是17世纪欧洲著名的肖像画家，他为英国王室、贵族画的肖像最有名。在其画中，王公贵族几乎都留着又小又尖的胡须，后来人们将这种胡须命名为"凡·戴克胡须"。

施。在迈卡最让人担心的时候，他的心率和血压都已经低得惊人。虽然他允许我们插入鼻胃管，好让我们把热量直接灌进他的胃里，但他一有机会独处，就会把管子扯掉，甚至有时我们还没来得及送什么营养进去，他就把管子扯掉了。我们不得不反复更换管子。在这反复的过程中，我几乎听见了厌食症在迈卡的头脑里发出的嘲笑声，它冷静地看着这一切发生，我们三个（迈卡、厌食症和我）都知道我会做什么，也都知道它会做什么，他们俩暗地里窃笑，笑看我这个手里挥舞着管子和药片的傻瓜。

但是神经性贪食症不一样。贪食症带来了让人兴奋、让人疯狂的奖励：它不是把食物摄入量压到最低，而是把它开到最高——暴饮暴食，催吐，然后再次暴饮暴食。与厌食症相比，贪食症似乎和患者之间建立了一种更正面的联结；贪食症可以挠到患者深处的痒，患者外表看起来依旧健康纯真，它给患者提供了某种最原始的奖励。贪食症能为患者提供一切所需，唯独不能为患者提供的，是死前虚弱和扭曲的身体里仅剩的那一点钾含量。贪食症表现多样，但它永远知道你真正想要的是什么，比起厌食症，它会用更多的方式来刺激和伤害你，而且最后也同样会杀死你。

厌食症和贪食症这对致命的盟友和对手同时被憎恨和被拥护，它们都是疾病，是欺骗和奖励纠缠在一起的结合体。比起大多数精神疾病，它们更远离医学和科学所能触及的范围，其中一部分原因是病人和疾病之间存在某种伙伴关系。它们有时彼此碾压，有时彼此敌对，有时又彼此坦诚相待：它们与病人的伙伴关系，如同现实世界中的人际关系，就在这强与弱的反复辩证过程中，最终锻铸而成。虽然没有药物可以治愈这两种疾病，就像没有药物可以消除朋友或敌人一样，但是言语可以触碰到它们，就像人与人之间的接触一样。

这些疾病很强大，而且可以被赋予人格特质，这样的情况在精神医学领域乃至整个医学领域中都是独一无二的。物质滥用障碍里的成瘾性药物滥用，最接近这种被外部力量控制的感觉，尽管它与患者较少发生个人联结。进食障碍则同时具有控制权和与患者的亲密关系这两种形式的力量。

厌食症和贪食症的力量，来自患者最初暂时赋予它的权力，这和在成瘾性药物滥用里见到的强迫行为类似。随着时间的推移，这个权力变得越加邪恶，患者的自由被剥夺，患者和疾病的关系却越来越亲近；它们变得像一个星系里的两个太阳，互相围绕着对方旋转，它们被锁在一个引力井里，一个深而暗的洞中，每一个循环周期都在不停地破坏物质，直到最终坍缩成一个奇点。

在儿科病房里，我见识到神经性厌食症最严重和最具破坏性的形式。它是一个主要居住在青春期少女体内的疾病，病人和病人的家庭都会被它吞噬。我目睹这些独特又致命的关系互动，混杂着爱和愤怒，父母疯狂地想喂东西给他们的孩子吃，同时对厌食症这个不可理喻的怪物充满愤怒。家人们会通过各种言语暗示、明示，暴力相向，互相指责对方的不是，因为除此之外没有其他人可以怪罪，也没有其他办法来解释他们已经形容枯槁的孩子为什么还在拒绝进食。在精神病学中，没有比厌食症更典型的例子来表明，人类遭遇的痛苦可以通过理解来解决，即使没有治疗的方法。

这些孩子曾经都是非常坚强的孩子。他们是舞台上耀眼的明星，在各个方面表现都很杰出，他们被周围的几乎所有人爱护。但他们的身体却如此饥饿，饥饿到他们的大脑开始消亡和萎缩，从头骨内剥离。这些孩子的身体变得脆弱和冰冷，他们的心跳已经慢到每分钟只有四十次，甚至三十次，给他们量血压变得很困难，甚至量不到血压。整个生命的生物学进展减慢，慢到几乎冻结在原处，机体成熟过程暂停，甚至被逆转。青少年时期该有的年龄、成熟度、体重被视为来自外部的力量，它们被由疾病和病人形成的团队视作共同的敌人而一并否定。已经进入青春期中期的孩子，却有着青春期前的外表和举止，但他们在人际关系上却显得十分世故，即使疾病已经十分严重，他们仍然言语敏捷，善于表达，懂得周旋在小团体之间，善于狡辩。可他们却计算不出生存所需的食物摄取量这个最简单的数字。他们在生存这门拓扑学上摔了跟头。

许多人接近濒死状态，一部分人会因此而死去。他们的家属都想问：为什么会发生这样的事？

哪怕是以儿童的视角，用儿童简单的词汇来描述，也有助于我们理解到底发生了什么。厌食症病人很难解释厌食症的症状，虽然任何精神疾病都是如此。我们尤其不能指望从厌食症患者那里得到答案，就像我们不能期待一个精神分裂症病人告诉你，他的一只手为什么有被外星人控制的感觉，或者一个边缘型人格障碍病人告诉你，为什么割伤自己会带来兴奋和释放的感觉。有些人就是无法按照别人的意思活着。

当家人和医生尝试介入干预时，病人和疾病作为一体，在内部彼此鞭策着对方，开始欺骗和闪躲。他们一起重塑了欲望和需求的定义；冥想或信仰也会有一样的效果，但患者和疾病一起重塑的定义是无法长久维持的。厌食症强大无比，它接着让患者变得虚弱，于是患者一边保护自己，一边杀死自己。厌食症会在镜子前大声对患者布道，然后在讲坛外用学来的那套说辞继续对患者耳语，直到谎言最后被患者接受。它是存在于患者心里的一个假冒者、骗子、江湖术士。这个骗局先是从患者那里获得了杠杆效益，随后迅速增长，以满足它宏大的目标。而患者的神经系统就像是雇佣兵，一旦接受委托，就不能再解散，雇佣兵逐渐失去控制，最后转变为一支在乡野胡作非为的失控部队。

这些都不只是妄想。患者最后似乎知道了，但他无法理解；他已经意识到了，但他无法控制。这种想法像是一副战斗面具，被火附着在了生命的表面。它是个在各方面都对患者的生活有重要影响，又令患者信服的谎言；临床上可以通过思维、体重和行为评估厌食症的严重程度。医生会引导厌食症患者说出其思维方式，并将它记录下来。患者所呈现的是一个扭曲的自我形象：患者说的和相信的是一回事，可身体质量指数反映出来的却是相反的情况。患者的行为也可以被评估：我们可以像患者严格计算所有微小的卡路里摄入量一样，评估他们在限制食物摄入方面的行为。

沉浸式认知和行为疗法对神经性厌食症的治疗有帮助，尤其是如果治疗能长期持续数月之久。该疗法通过语言帮助患者建立新的观念，慢慢扭转他们内心的扭曲。目标是帮助患者认识和分析相互交织的行为、认知和社会因素，同时带一点强制性地监测患者的营养状况。药物无法治愈神经性厌食症，其不是攻克疾病的核心，而是为了减轻疾病症状而使用的。例如，血清素调节药物时常被用来治疗在厌食症患者中普遍存在的抑郁症。某些情况下，医生还会提供抗精神病药物，这些药物会针对多巴胺信号通路，促进思维重组，以帮助打破扭曲僵化的循环和枷锁。这些药物也会导致体重增加，因此，在某种程度上，这些药物原本有害的副作用，摇身一变，反而成了有帮助的作用。

厌食症会带来非常多的风险。如果将并发症，包括与饥饿相关的器官衰竭，以及自杀都计算在内，厌食症是所有精神障碍里死亡率最高的疾病。衰竭和死亡是全身上下挨饿的细胞造成的结果。如果首先衰竭的是大脑，结果就是抑郁症和自杀。如果免疫系统衰竭，结果就是发生感染。如果是心脏负责放电的细胞因为营养不良而变得虚弱，最终无法再应对血液中的盐离子浓度变化，结果就是会发生心脏骤停。血液里的盐离子，是由数十亿年前溶解在海洋里的岩石经过长时间进化而来的。这些盐离子的浓度，在我们饥饿的时候，会出现不同幅度的波动，当我们摄入量过少时，它会被稀释并且最终失去平衡。

对幸存者而言，他们内心存在的那个残暴疾病对他们的控制力，会随着时间的推移而消退。患者可以挣脱束缚，并且会强行施加新的思维和行为模式在自己身上；它或许又是另一层掩饰。但经过多年，患者最终至少回到了某个点，在这个点上，他可以像回述一场噩梦一样地讲述整个故事。

我怀疑贪食症就是埃米莉的秘密。药物对贪食症和对厌食症一样，治疗效果非常有限：它能够缓解一些合并症状，但仍然无法针对疾病核心发生任何作用。贪食症也是造成离子失衡的杀手；病人催吐的时候，会造成钾离子浓度和心律的剧烈波动。贪食症有时会和厌食症混合在一起，迈卡就是其中一个例子。贪食症和厌食症一起让体液和离子浓度产生更加极端的变化：钙离子和镁离子浓度也会失调，我们需要这些来自岩石和金属的离子去维持心脏、大脑和肌肉等兴奋性组织的稳定性。这些会抽动、放电的细胞，需要钙和镁来正常运作，否则会导致自发性痉挛：肌肉的纤维颤动、心脏的心律失常和大脑的癫痫发作，有些最后甚至能导致死亡。

催吐可以有多种形式，包括自我诱导的呕吐，使用催吐药物，甚至通过过度运动，任何可以降低体重的方法都可行。降低体重后，患者又继而摄食，而且时常是反复地暴饮暴食，热量带来的奖励感与偷吃的快感相叠加，患者知道下一次催吐即将到来，而且没有东西能阻止这个催吐的冲动。

我以前治疗儿科住院患者的时候，就见识过贪食症的冲动，那是一种让患者兴奋的折磨。我在埃米莉身上也看到了这一点，我想让她知道我明白这种冲动。如果我是对的，如果我们能把它暴露在外，我们就能形成一种伙伴关系，一个治疗同盟。如果能走到那一步，剩下的就是处理实际问题：我们会开始基础治疗，建立一些观念，在时间成熟的时候送她去适合她的门诊或让其住院治疗。

"你可以告诉我们吗？"我逼问，"我看得出来，你需要告诉我们。"

她现在开始完全回避我的目光，双眼看着床罩："我没有办法，真的。"

"这与你不能待在课堂上有关吗？"我看了强者索尼娅一眼。她似乎对这一切很着迷。

"是的，基本上是同一回事。"

该是加大力度追击的时候了；精神科的住院病房没有像门诊治疗那样有几周甚至几个月的充裕时间，而且还有其他病人需要照护。"埃米莉，你刚刚提到，很久以前，你有时会在大吃一顿后呕吐。"她曾将此描述为遥远而无关紧要的事，跟她目前的症状完全没有关系。但它其实是一个中途离开课堂的理由。"是否有可能，这样的事又再次发生了？"她的手指原本一直在床单上描画无限符号和抛物线条，现在停了下来。她的眼睛仍然盯着床，现在定格在一个点上。

"如果你一个人独处，会发生什么事，埃米莉？"我问道。她抬头看了看索尼娅。

"我不知道，"埃米莉对索尼娅说，"或许不会有事。但大概不会如此。"

我又等了几秒钟，在座位上换了个姿势。索尼娅接过话去。"埃米莉，"她说，"我们能坐下来一起聊聊吗？我想医生得先去看其他病人了。"

"当然可以，没问题，"她说，"这没什么大不了的。"她的声音听上去有点不同，而这绝不是什么无关紧要的事。看来埃米莉想要情况好转。骨科又发了个传呼给我，我真的得走了，但我让索尼娅留下，以便了解更多的情况，完成她的新任务，而且她的目标此时已经明确了。我整理好我的白大褂，和她们道别，离开病房。我知道现在急不得，与病人建立同盟关系需要时间和空间。

前往骨科病房的路上，我思考着迈卡和埃米莉外在的强烈对比。迈卡同时患有厌食症和贪食症，但他的贪食症催吐策略不是反刍，而是一有机会，他就踱步、转圈，甚至在坐着时偷偷收缩腿部肌肉，这些都是燃烧卡路里的方式。这是一种隐秘的、不容易被察觉的催吐形式，不属于典型的贪食症。总的来说，他主要还是被厌食症所控制。他就像是一捆被束缚得紧紧的、紧到都已经向内弯曲变形了的棍子。

埃米莉几乎与他相反。她很强壮，性格外向，精力充沛，体重完全正常。但是谁知道呢，也许她是在两种疾病状态间不停摇摆。在我们问诊的过程中，她提到几年前她曾经做过一些限制热量摄取的行为。

尽管这两种疾病、这两个病人看上去非常不同，但二者之间是否存在共同的生物学特性？厌食症是一个严谨的会计，它会计算摄入的每一卡路里和每一克食物，同时压制食物带来的奖励；贪食症是被歌颂、被放大了的天然奖励，通过摄入大量卡路里而获得，而且不停地重复，周而复始。然而这中间存在一个自相矛盾的共同点：这两种疾病可以共存，甚至可以彼此合作。它们都好杀戮。在我看来，它们之间的共同点似乎不仅如此；它们都实现了一种有害的自我解放，表达了自我对自我需求的主导欲望。

　　这样的事情，除了人类的大脑以外，还有谁能让它发生呢？是从进化的那一个时刻开始，天平的平衡被打破，认知的力量变得比饥饿的力量还要强大？我们无从知晓，但我猜测，那可能是在我们现代人类出现之前不久才发生的。欲望已经无法满足我们，我们想要过上超越欲望的生活，这再普通不过，而且人人都是如此。难就难在让它成为现实，包括超越像进食这样基本的东西。但是现代人类的大脑有强大又多样的功能储备，随时准备参与解决任何问题——包括微积分、诗歌、太空旅行。

　　动机，作为一股力量，可能来自人类丰富的大脑中的许多不同区域。抵抗饥饿不是一项简单的任务，但对于一个拥有九百亿个细胞的国家（大脑）来说，要召集上百万的强大细胞，形成一股力量，或许并不困难。甚至许多不同的大脑回路独自就能扛起这个任务，每一个大脑回路都是一个巨大的、四通八达的神经结构，每一个大脑回路都有自己的机制、自己的文化、自己的力量。

　　不同的厌食症患者可能有不同的神经回路介导，这又取决于每个人独特的遗传和社会环境。与许多精神疾病一样，厌食症可能涉及许多不同的基因，而这种基因的多样性加成作用就提示了它背后的复杂性。某一个患者可能会通过召集由额叶皮层负责自我克制的神经回路大军来对抗饥饿；另一个患者可能会通过自学，将大脑深层与快感相关的神经回路和与生存需求相关的神经回路联系起来，将快感附加到饥饿感上；还有一些人，像是迈卡，同时患有贪食症和厌食症，他们会在思维和行为上双管齐下，通过生成大脑节律的神经回路，以及纹状体和中脑这些古老的神经振荡发生器，形成重复行为周期。它们通过控制人类脑干和脊髓里与步行相关的神经节律，形成强迫运动，增强计数（包括步数计算和卡路里计数）的节奏所带来的快感。迈卡同时患有贪食症和厌食症，会同时计算摄入的卡路里和迈出的步数这两样东西，像时钟一样不停歇。迈卡在这两者之间编织了一个柔和的重复节律，这节律粗糙且相互交错的纹理又反过来吸收了他所有的血和盐。

生物的重复行为非常具有吸引力。例如鸟类负责重复梳理毛发的神经回路，它不需要任何原因就能自动完成任务，而这个行为也是为了维持羽毛的形状，为随时飞行做好准备。进化只是赋予了动机，在没有逻辑或原因的情况下，从头到尾、一遍又一遍地重复行为既令人愉悦，又令人无法理解。令人无法理解的还有地松鼠、獾和挖洞蜘蛛的挖掘行为。与它们的挖掘行为相关的神经节律，会与其大脑内某个负责形成行为模式的神经结构所产生的神经周期节律绑定在一起。每一种动物都有属于自己的重复行为，我们哺乳动物的重复行为是抓挠行为，为的是要把身上的寄生虫抓出来，而这样的行为又被抓挠时瘙到痒处所产生的快感驱动，一旦开始就几乎无法停止，而且它的节律在对皮肤造成无法避免的伤害的同时，也会变得更加强烈。从原始的痛苦变成原始的奖励，这是一次完全的价值翻转过程。

我们的大脑也利用每个基本动作背后暗藏的意义，跨越时空，演绎更为复杂的节律。规划和指导我们抓挠行为的额叶皮层和更深层的纹状体一起，同步规划我们每日的例行活动、季节性仪式，还有以年为单位的周期行为。在每一个不同的时间尺度上、每一个人类行为中，都会有节律带来的奖赏感——它在编织和缝合的过程中，在音乐和数学领域里，在类似计划和组织这样的概念性仪式中都存在着。而且不仅是重复动作，重复思维也可以像任何一个抽搐动作一样吸引人；把古老的重复节律扩展到全新的概念挖掘上可以帮助我们建立文明，但当节律变得过于强烈时，我们其中一部分人就得承受附带的损害：有强迫症的清洁工，高度警觉的柜员、美发师、审查员，他们承受着连续不停歇的无情的痛苦。

当我刚走进骨科病房时，我的传呼机又响了，是精神科医生办公室打来的。我找了个离我最近的护士站回电。传呼是索尼娅打来的。"她不见了。"

"啊……什么？不见了？"

"你一走，她就说她可以为我画出她的问题。"索尼娅的声音有些颤抖，每一个音节之间都透着恐惧。"她让我去拿一些记号笔，所以我就跑到办公室，然后就马上回来了。"她曾想象过做出诊断的快感，也许能获得一份可以发表的病理报告，这会为她的住院医生面试赢得一场史诗般的胜利。"我只离开了三十秒，当我回来时，她就不见了。她不是强制留院，所以没有人看着她，也没有护士看到她离开。"

"我现在就回来，"我说，"等我一下，没事的。"但并不是真的没事。我完全错判了埃米莉。她是最狡猾的精神病性抑郁症患者，有自杀倾向，但又足够谨慎到能把我给吓住。她独自一人，活在她精心设计的诡计里。我一直感觉到她最终获得解放的兴奋，但我没有意识到，我误诊了。

我的纸牌屋倒了，我必须为此负责。我加快脚步，几乎小跑着回到病房。我是个弱者。

现在的情况很复杂，但索尼娅是对的，我们没有强制她留院治疗的权利。埃米莉已经十八岁了，而且不是因为法律因素强制入院。她从未表示过有自杀念头，而且完全能够自由进出。她若做出任何出格的行为，我们没有法律责任。

我们在她待过的病房里来回寻找线索。她什么也没拿走，她甚至把她的笔记本电脑和手机留在病房里，就在几分钟前我看到的床边的那个位置上。这不是一个违背医嘱离开病房，只为了回家或去朋友家的病人会做的事。我们已经没有时间，也没有必要去表达我们内心最深的恐惧了。

我们立刻传呼主治医生，向他通报最新情况，尽管他也无能为力。但这是我们的责任，我的责任。

才刚过十分钟。医院的防护很严实；即使在开放病房，窗户通常也都被封住了。如果她的目标是自杀，我们不知道她会走哪条路。开放病房位于二楼，我知道如何穿过我们住院医生健身房里的一条秘密通道，到达五楼的屋顶，但她不可能知道这条路。

锐器？……医院的食堂在一楼，几乎正好在我们正下方。或者更糟的是，过了食堂，有一个阳台，可以从那儿看见辽阔的中庭。从阳台到地下室的距离很远。她可以在三十秒内到达阳台，而在她到达阳台后，任何事情，所有事情，都有可能发生。

　　索尼娅明白这背后的风险，也感受到了压力。她板着脸，我可以看到她隐藏在外表下的挫败感和自我怀疑。"好吧，"我用尽可能让人感到放心的口吻说，"她可能只是去抽根烟。可能整件事也不过如此而已，包括她在学校发生的事。"这几乎是个让人信服的说法。我想起在我做住院医生的第二年，某天我被惊慌失措的产科医生叫去，一位刚刚完成剖宫产的新手妈妈要求马上离开，整个病房因此陷入混乱。我作为负责联络咨询的精神科医生，被叫去……用产科住院医生的话说就是"我也不知道怎么办，想办法绑住她之类的"。在用她的母语和她交谈了十分钟以后，我才知道病人要求离开的真正原因：她只是要去抽根烟，但是她不好意思开口。经过这么多年，我还是时常想起那次小小的胜利；部分原因是我发现了一个奇妙却又反复出现的现象：只要让人们说话，就能挖掘出真相。

　　但这次不一样，埃米莉不属于这样的情况。如果你只是急切地想溜出去抽根烟，你不会在我们第一次要离开病房时，请医护人员留下来和你一起坐一会儿。我暂时把这个想法放在心里。"等等，"我对索尼娅说。"我们分头行动吧。你去看急诊室和停车场。我去另一边的一楼看看。不要跑。"开始分头执行任务的时候，转眼我已经看不见原先那个梳着高马尾辫，辫子在空中狂热地甩着八字的索尼娅。

　　我也飞快地走到手扶梯前，在下到一楼时尽量表现出冷静的专业素养。十秒钟到餐厅，二十秒到中庭。我向右转，还有一条走廊。数着台阶。注意听有没有尖叫声。唯一听到的是嘀嗒声，每一步都是小小的胜利，每一步都在燃烧卡路里。每一步都是胜利。没有人可以阻止你走更多步，而每一步都离死亡更近。

我曾如此接近她，但我背叛了我不配得到的这份礼物，这是我生命中无法避免的主题。人们似乎会在我面前卸下他们的重担，然而这一次，一个需要帮助的人，已经开始与我发生联结，而我却走开了。为什么？只因为骨科为了一个明明可以等待的转科手续，频繁传呼我。

就在这里，锐器就放在这阳光普照的食堂入口处。我让自己停下来思考：这是个美好的日子，这里的每一天都是如此。阳光从天上洒下，然而我已准备好迎接那片黑暗，迎接那只黑影子的乌鸦。

当我再次向右转时，她就在那里，只有一臂之遥。埃米莉。我们几乎撞在了一块儿。

她正匆忙走出食堂，在入口处被我拦下。我们站在那里，彼此对视了一眼，然后都低下了头。她松了口气笑出声。她手里正拿着一盘食物，堆得很高，几乎是在建筑学上不可能完成的堆法。炸鸡腿、蛋糕、比萨，这是一座由纯热量奖励堆成的大厦。

她后来告诉我，这已经是她在十分钟内完成的第三次来回了。她会溜进食堂，堆一大盘食物，不付钱就从入口处溜出来，然后到天井里暴饮暴食，催吐，然后再回到病房。这是一个奖励和释放的循环，而且没有任何后果，不会被发现，但同时患者心里希冀有人能发现这一切。为了不被其他人发现，她找到了一个战胜身体，同时维持体重平衡的漏洞，而且不断利用这个漏洞。一切真相大白，她没有停下来不做的余地。她觉得这很疯狂，知道这很危险，因此她会告诉我们，她不想独处。

那天晚上是我值班。在我可以一个人安静片刻的时候，我独自走到屋顶上，穿过呼叫室一旁的门——在那里，住院医生可以在处理入院手续和会诊之间的空当睡上几分钟——然后来到月光下的一大片混凝土、栏杆和通风口处。在难得的平静的夜晚，我们有时会一起出来，两三个人，住院医生、实习生或学生，坐在星空下，穿着单薄的洗手服，背倚在坚硬的金属支架上。

屋顶会让人不舒服，但它给人一种避难所的感觉。在下一次接到电话呼叫和传呼之前，它是一个独立的空间。那天晚上，我需要独自静一静，思考关于埃米莉的事。我发觉进食障碍的生物学机制让我难以接受。它非常复杂。每当这种感觉出现时，我发现最好的办法就是找个机会坐下来解开这个谜团。

在我看来，这种疾病是独特的，是重要的，是科学上具有深刻意义的线索，但首先我不得不问自己：我的反应如此强烈，认为神经科学领域的从业者可以从这种疾病中学到很多东西，是不是因为我内心有一种为人父母的同情心，它转化为对埃米莉的关怀？我想起我经历过的另一幕：在儿童厌食症病房里，一位父亲在他十四岁孩子的床边，父亲身上还穿着汽车修理厂的工作服，左口袋上面写着他的名字——尼克。这个孩子心脏病发作，出现气胸，有死亡的可能，她的父亲也很清楚，他也许再也见不到他的孩子了。此刻他抱着孩子，他唯一剩下的感觉是孩子带来的触觉，他什么也看不见，只注意到她像小麻雀一样脆弱的肩胛骨，断断续续的心跳微弱地传到他的胸口，两秒一下，还有孩子在他肩膀上微弱的冰冷的气息。他回忆在她出生前听到的她的声音，孩子的心脏透过超声波传来的怦怦声像一面战鼓，充斥着整个房间，强烈、健壮、快速，仿佛没有任何东西能阻止她的生命，她是他的，而且即将到来。当时的泪水，此刻再次从他的眼睛里冲出来。没有什么可以阻挡她，现在如此，永远如此。

我用手掌按了按自己的眼睛，看着月亮，眨了眨眼。这是我看到的根本性冲突：一场自我与自我需求之间的征战。

为了理解进食障碍背后的生物学机制，我们似乎得理解一些更基本但同样难以挖掘的东西："自我"的生物学基础。如果自我可以与它的需求分离，那么自我是什么？在自我边界的里面和外面又是什么？这是一个古老而且尚无法回答的问题。我们在这里有家的感觉；我们是本地人；我们认为我们就是自我，然而我们不能精确地划出我们的边界，也不能叫出自我的中心的名字。自我的中心在哪里？即使作为人类，作为神经科学家，直到今日，我们还是不明白"自己"。

有些边界是可以臆测到的。例如，"自我"并不会延伸到皮肤以外。但即便是这样的区分，也并非那么显而易见。养育子女似乎就模糊了这条自我的界限。自我也没有填满皮肤之下的所有体积，甚至没有填满整个大脑。自我感觉到身体的需要，但这些需要是由体内另一个代理人负责传播的。某个藏在深处的神经银行负责发放痛苦或快乐：当驱动力未得到满足时，发放痛苦；当驱动力得到满足时，发放快乐。然而这些似乎只是激励自我去采取行动的货币而已，这不是自我，至少不比任何货币工具更自我；它只是资产和债务，只是某种激励而已。

　　哲学、精神病学、心理学、法律、宗教，它们各自都有对自我的诠释。尽管每个诠释都描述了一部分真相，但仍只是想象。神经科学虽然具有提供某个新的真理的能力，并且使这个真理为人所知，却还没有拼凑出一个答案。我们需要小心谨慎，因为最正确的科学词汇可能还不存在。或许到头来根本就没有自我这样的东西。

　　我们有时确实会感到一种特别强烈的自我存在感，例如，在我们与某种驱动力发生斗争，抵抗它，并且最终战胜它的时候。但这种自我的感觉可能是虚幻的，而所谓胜利的感觉，其实只是一个驱动力战胜另一个驱动力的结果。一切都只是驱动力，不是自我。不过，研究对主要驱动力的抗拒过程（以进食障碍作为极端例子），可能可以帮助我们理解自我，因为在厌食症晚期，抵抗食物的某个实体并非某个参与竞争的驱动力。在我看来，似乎不存在某个明确的自然机制会去与饥饿感竞争；没有一个病人知道或理解，或可以表达他抗拒饥饿感的理由，但他们仍然可以抗拒饥饿。作为一种原始的驱动力，有时人对食物的抗拒是有原因的，例如来自一种以减肥为目的的社会压力。但社会压力只是一个触发因素，这之后大脑便开始征召细胞和神经回路加入这个庞大的新军，不断掠夺自己的身体，直到最后变成一种单纯以掠夺和破坏为目的的行为。但是在它盲目的大肆破坏之下，或许某个隐藏在深处的生物学机制也会就此被揭示出来，就像地震过后会暴露出断层一样，地震在破坏地球的过程中，也显示出地球是如何形成的。

　　生物学家谈到基因突变时，常提到"功能增益"或是"功能丧失"。这代表突变发生的同时致使基因的功能被上调或下调。这样的突变有助于揭示该基因的作用。知道某个东西过多或过少会促使什么变化发生，可以帮助揭示这个东西所扮演的角色。比如迈卡严重的限制摄食行为，尽管在这一过程中他自己蒙受了巨大损失，但假设自我是个可以抵抗在饥饿时进食或口渴时喝水这类自然驱动力的东西，那么限制摄食行为也可以看作自我的增强。当然，这并不意味着这种对自己身体造成破坏的扭曲行为对人类是好的；如果硬要说它好，那么这个"好"，顶多如同说"基因的功能增强突变"是好的，而不是具有破坏性的，是这样的"好"，如此而已。但是，如果人们能够监听整个大脑中神经元的活动，就可以定位出某个神经回路，该回路至少在某些条件下，因为抵抗驱动力而特别活跃，同时它还可以招募其他神经回路做其盟友，帮助抑制为满足这个驱动力而产生的行为。

　　我以这样的想法作为起点，开始觉得这项研究会很有趣。而且它所具有的可操作性也很适合进行科学探索。但这个起点从一开始就会被理解为一种简化，因为自我控制着比吃喝更抽象、更复杂的驱动力表征，延伸至所有的原则、事情的优先次序、角色和价值观。而且我意识到，自我之内还存在另一个不同的维度，它帮助定义自我，但完全不受优先次序和主要驱动力的影响与裁决。这个在自我内独立存在的维度是记忆。

　　我开始感觉到夜晚的寒意，但还不想离开这月光下的屋顶。这个夜晚有种属于它自己的完美，此时此刻可能会在我的记忆里被保留下来。关于我们的感觉、我们的所作所为的记忆，可能是自我里重要的一部分，而且它和我们判断任何事物的优先次序一样，是最基本的东西。如果有一个外部力量改变了我的记忆，我可能会丧失自我，而且这个改变可能比改变我对事物优先次序的判断造成的影响还要大。

要回答什么才是自我中最重要的部分，首先得看是谁在问这个问题。

在屋顶上，在金属栏杆和嗡嗡作响的通风口之间，我想到世界上的其他人——包括我的同事、社会领袖、街上的陌生人，在他们的自我中，优先次序似乎比记忆更为重要。从我的立场上说，他们在优先次序上的改变对我的影响更大。其他人的自我属于另一种分类。对我的自我来说，记忆比优先次序更为重要。面对我所爱的人，他们自我中的重要部分也许介于两者之间。例如我儿子的记忆，似乎和他自己选择建立的优先次序一样重要。此时自我的边界就开始变得模糊了。关系通过爱，将自我延伸向世界。

为什么我们的记忆，关于个人过去的经历，对我们的自我如此重要，其意义至少可与我们对待事物的优先次序（处世原则）相媲美？有些记忆显然是外在世界赋予我们的经验，例如一个意外得到的吻，或者一个巨浪。我们不能控制我们的记忆，但却又把它看作对我们的自我至关重要的东西，这是个很奇怪的现象。

我在依稀可见的星空下思考这个谜团。有一个结论开始浮现：也许我们的自我不仅来自优先次序，也不仅来自记忆，而是由两者共同定义的一条道路，它领着我们在这个世界上行走。自我其实就是这条道路，它不只是一条横越空间的道路，它还穿越了某个更高维度的领域，它穿越了三维空间和时间维度，还穿越了价值维度。价值维度，即世界上的价值或代价，也可能是最后一个维度，它有回报形成的山谷，也有痛苦堆成的山脊。

我们人，不是被路和路上所碰到的障碍所定义。这些障碍或来自他人，或来自大自然，或来自身体内在的欲望。这些身处困境和充满欲望的人来了又走。这个过程改变了环境，创造出山谷和丘陵。而我们的自我，会选择最终要走哪条路。优先次序会选择路径。我们的自我，并不是我们旅途中那复杂的地形地貌与风景轮廓。相反，我们的自我就是我们选择的道路。我们用记忆沿途做标记，它可以呈现我们走过的路，帮助我们找到自己。

通过这种方式，我可以把自我看作记忆和处世原则的融合体，它们压缩成道路这个单一元素。

思考了这么多，我那天晚上还是没想明白如何在千头万绪中继续前行。传呼机再次响起，把我召回到下面的医院。虽然我在临床培训中一直问自己这些问题，但从我遇到埃米莉的那天起算，我在神经科学上花了整整十五年时间，才得到一个答复，而且也仅仅是个答复而已。当科学的语言文字最终被用在这个主题上时，这些语言文字更专注在摄食相关的环节上，例如食物和水，饥饿和口渴。

弥尔顿《失乐园》中的堕落天使，即使是在刚刚堕入地狱的时候，就已经明白：心灵不会因为地点或时间而改变，而这是多么珍贵的一件事；与自我的稳定性和确定性相比，世俗的损失显得微不足道。进食障碍患者和他们的家人很清楚地狱是什么样子。"但在这里，我们至少是自由的"。我们大多数人都很熟悉这种心理防御方式，而且会时不时地用上它——如果痛苦是得到自由的代价，那么痛苦至少是可以忍受的。

这种观点能实质性地帮助我们定义自我，自我会选择接受痛苦，而不是任凭象征"需求和舒适"的暴君予取予求。自我在空间和时间中创造出自己的位置，它不被需求或环境所定义，而被它选择的某一条对抗需求的路所定义。这条路能穿越世界，定义出一条对抗强烈需求的轨迹，而这不只是为了满足另一种需求。那么，究竟是哪些大脑细胞和区域可能有能力和权力来选择要走哪一条路呢？这样的神经回路会带来一种特殊的自由，而在某些病人身上，则会创造出一座"特别的地狱"。神经科学最近为这个问题带来了一丝曙光，照亮了需求和自我之间的界限，撬开了这扇通往神秘世界的大门。

饥饿和口渴是动物行为最强大的两个驱动力，它们来自大脑深处一个叫作下丘脑（hypothalamus）的结构。在这个结构里及其周围，有微小但强有力的神经细胞群发出神经信号；这些细胞混杂在一起，具有不同的作用，似乎彼此并不相关。下丘脑一词的英文前缀hypo反映了下丘脑在进化过程中逐渐被埋藏在有数万年历史的神经沉积物，即体积更大的丘脑之下，而丘脑本身又位于更大的纹状体之下，纹状体又位于最新出现的大脑皮质之下，大脑皮质是我们大脑表面密集交织的神经纤维结构。

早期的光遗传学实验就是在这个深度和位置上进行的。事实上，第一个在自由行动的哺乳动物身上进行的光遗传学实验，其实验部位就是在下丘脑。那是2007年的研究，这个实验里的唯一一种神经元——下丘脑泌素细胞群，对通过光纤传导的光做出了反应。我们最终实现了对唤醒和睡眠，以及与做梦有关的快速眼动睡眠（REM）的控制；我们向下丘脑中这些特定细胞施加毫秒级的蓝光脉冲，每秒二十次，这可以使睡眠中的小鼠，甚至是快速眼动睡眠中的小鼠，提早从睡眠中醒来。

无论在大脑的何种部位进行研究，都需要这样具有开创意义的精确度，因为下丘脑的组成错综复杂，不仅有参与睡眠的神经元，还有负责性行为、发起攻击和保持体温的细胞，以及负责饥饿和口渴的细胞，涵盖了几乎所有动物原始的生存驱动力。所有这些细胞都是个人需求的播报员，负责将它们的信息强加（至少说试图强加）给整个大脑，强加给自我（无论自我在哪里），以促成行为去满足需求，并根据需要调控痛苦和快乐的杠杆来进一步强化行为。但是所有这些细胞在下丘脑中都相互交缠在一起，科学家们无法在实时状态下，个别验证它们在行为中所扮演的角色。

然而，借助光遗传学技术，我们得以进行功能增益或功能丧失的实验，这些实验揭示了在单一种类细胞，甚至是单个细胞的特定活动模式下如何产生原始的生存驱动力。神经科学家可以有选择性地控制这些混杂在一起，具有不同类型的细胞中的任意一种电活动，只要让我们感兴趣的目标细胞表达某个特殊的基因（这个基因来自另一种微生物），使这些细胞对光产生敏感性，再应用光遗传学原理去增加或减少它们的电活动。这一实验原理已经为我们照亮了研究焦虑、动机、社会行为和睡眠等生物学机制的道路。

光遗传学技术帮助我们在这些埋在大脑深处的下丘脑细胞中，找到究竟是哪些细胞导致饥饿或口渴，哪些细胞真正驱动了进食或饮水行为。就我们所知，下丘脑细胞在需求状态下都处于自然活跃状态。在动物做各种行为决策的时候，我们通过光纤将激光传入大脑，就得以打开或关闭下丘脑区域的目标细胞的神经活动。我们只要打开应用光遗传技术刺激目标细胞的开关，原本已经处在饱餐状态的小鼠会立即开始贪婪地进食；反过来，通过抑制性的光遗传学干预，我们甚至能在饥饿的小鼠身上抑制进食行为，以此揭示这群目标细胞对生存的重要性。

此外，我们在下丘脑细胞中负责控制口渴的细胞上，也进行了类似的实验。这些实验以最鲜明的方式表明，动物的行为选择如何由大脑中央深处一小部分非常明确的神经元的电活动决定。关于自主权的难题，即自由意志是否存在，虽然没有得到正面回答，但在这里得到了特别好的阐释。毫无疑问，一小部分细胞发出的几个放电活动，就可以控制个人的选择和行为。

当一个精神科医生在小鼠身上实时观察到这些效应的时候，他会看到一个人吞咽着他不需要的食物，或抑制他迫切需要的食物摄取，这些令人心痛的贪食症和厌食症的临床画面和景象，就在他个人的记忆中。饥饿和口渴的光遗传学实验提供了原理证明，大脑深处局部细胞群可以引起和抑制上述这些症状。因此，或许我们能够针对这些细胞来设计药物及其他治疗方法。

但在光遗传学实验和疾病的现实之间有一个关键的区别，这个区别对疾病的治疗和从科学角度去理解自我都很重要。在光遗传学实验中，我们直接调升或调降大脑深部负责播报口渴或饥饿驱动力的细胞活动。但是在贪食症和厌食症病人中，尽管他们有极端思维和行为，他们仍然知道饥饿，或者说他们至少知道某种空虚感是存在的。病人可能的应对方式是，将某个正向感觉与这样的空虚感联系起来，以抵消它的影响。如果病人不能直接影响下丘脑中与需求相关的神经细胞，如果这些细胞在自我的意识控制之外，那么病人就得利用与之对立的力量，对抗那些与需求相关的细胞。最终病人在全脑范围内，召集了足够庞大的神经细胞群，硬生生地将饥饿压了下去。

这就是为什么厌食症和贪食症时常被赋予人格的原因吗？它匍匐在自我的神经回路上，但它与自我显然又是分离的。它仿佛是一个寄生虫，是一个利用宿主细胞机械设备的病毒，是一个运行在操作系统上的壳，是一个自我的模拟。只有这样，疾病才能获取人类思维中解决问题的能力。这种疾病获取了所有自我可以进入大脑结构的能力；它必须进入，因为唯有如此，才能够把饥饿变成一个大脑尚待解决的问题。

这种简单的想法上的颠覆让病人把饥饿转变为某种挑战，并让我们的大脑发挥它进化以来的最大长处：以各种方式，包括抽象方式来解决问题，而且是解决进化中始料未及的需求。如果我们不具备如此全面的解决问题的能力，或许我们也就不会发展出这类疾病了。埃米莉消失不见，然后又被我们找回的那天，我就想到不同的病人可能会用不同的"技巧"来解决问题。有些病人或许会通过专门负责处理特殊重复动作的神经回路（如纹状体）为自己带来类似强迫症里计数、打击、挖掘、抓挠和编织的节奏形成的快感，达到抑制进食的目的；而其他病人或许会通过额叶皮层中强大的功能执行神经回路，在各种社会背景的暗示下，驱动抑制的力量，达到抑制进食的目的。

这些都是十分耐人寻味的可能性，但它们都具有一定的根基。在2019年，光遗传学实验直接揭示了额叶皮层中的个别细胞群会在社会互动期间自然处在活跃状态，但在摄食期间则不会。当借助光遗传学技术直接激活这群与社交相关的特定细胞时，研究人员甚至可以抑制处于自然饥饿状态下的小鼠的摄食行为。无论一个病人的具体情况如何，其背后都肯定涉及非常强大而且广泛的神经回路。额叶皮层是由一层薄而大的细胞组成的，尽管它在进化过程中是新近出现的结构，但是它通过与位于大脑更深处、来源更古老的纹状体合作，将额叶皮层解决问题的能力与纹状体强化行为的能力结合在一起，最终将行动付诸现实。

啮齿动物的大脑比我们的大脑要小得多，它们的新皮层也相对较少，因此小鼠可能无法对抗驱动力。但它们确实存在新皮层，而在2019年的另一项光遗传学实验中，研究人员发现某部分的新皮层可以和某些原始驱动力发生分离。当一只小鼠已经处于充分饮水状态，但大脑深部的口渴神经元被光遗传学技术驱动时，它仍然会产生强烈的觅水行为。然而，大脑里也存在若干部分，它们并没有被人为操作所愚弄，它们似乎知道动物并不是真正口渴。这些神经回路会听见被改变的驱动力发出的广播，但它们不买账；它们的局部神经活动模式只受到轻微影响。这一实验结果只是众多发现之一，研究人员使用长长的电极对整个大脑中数以万计的神经元进行检测，同时用光遗传学技术刺激大脑深部与口渴相关的神经元，这与我多年前就想要实现的监测全脑神经细胞实验不谋而合。

这次全脑范围监测实验的第一个重要发现，就是大脑中的大部分部位，包括那些被认为主要与感觉和运动有关的部位，以及与感觉或运动无关的部位，在动物因为口渴而觅水时都处于兴奋活跃的状态。这是一个相当惊人的发现。也许这一发现揭示了一个重要的自然过程，通过这一过程，大脑让其内所有部分都了解计划中的行动和目标，如此一来，即便是简单的行为活动，也会被大脑的每个部分认为这是由自我产生的。它们也因为了解行为驱动力的来源而不会产生混淆。大脑这整合为一的能力特质在精神分裂症等疾病中可能就出了差错，病人因此会对简单的行为产生陌生的感觉，好像它是从自我之外衍生的。

我们在全脑记录到的所有神经元当中，有一半以上的神经元显示与执行摄水任务有关——动物真正需要水的时候是如此，我们用光遗传学技术创造一个类似口渴的状态时也是如此。那些声称我们只用了大脑的一半，甚至只用了百分之十来做这做那的说法，明显是错误的，因为我们现在已经知道，连口渴时喝水这样简单的任务，都涉及整个大脑的大部分神经元。这样看来，在每个特定的经验或行为中，几乎整个大脑都会以特定的模式被激活。

第二个关键发现是，大脑中某些区域不会被人工强加的驱动力所震慑，而且还会对抗它们。虽然这些区域也明显受到影响，而且不可否认地也接收到了从深层发出的口渴信号，但位于大脑表面的少数皮层结构，也是在进化上最新出现的结构，它们选择挺身而出，它们没有做出完全反应，这与它们在动物真正口渴而自然觅水时呈现的状态不同。这些区域包括前额叶——一个目前已知负责产生计划或行走路径，并在这些路径上定位出自身位置的大脑区域，以及压后皮层——一个目前已知与内嗅皮层和海马紧密相连的区域，这两个结构参与了对空间和时间路径的导航和记忆。这样的发现，与自我作为路径这样的概念相契合。同时，我们也已经知道，当一个人处在精神游离状态下，静静地坐着，不考虑任何特别的事情，只是与自我在一起时，前额叶和压后皮层是处于活跃状态的。这两个部位的活动模式与邻近皮层区域，例如岛叶皮质、前扣带皮层和其他区域，形成鲜明对比；邻近皮层区域在小鼠真正因为口渴而喝水时发生的神经活动模式，与光遗传学技术诱发口渴时产生的神经活动模式，几乎没有区别。

似乎许多大脑区域都参与感受和编码自然口渴状态，它们也应当如此，以确保动物做出适当的行为来保命。但目前已知至少有两个区域——前额叶和压后皮层，也许在某种意义上扮演着创造自我（或路径）和导航的角色，它们根据对过去走过的路的记忆和现在要走的路的选择，将其行为与来自深部的口渴驱动力分离开来。在某种意义上，它们更了解动物的优先事项应该是什么。这两个区域位于最新进化的大脑区域，是哺乳动物特有的结构，而且在我们人类中，它们得到大规模扩展。

进食障碍正是在这样的对抗力量上获得致病的能力。它们像是一支常备军，驻扎在神经营房里，但它们总是不安分，随时准备被疾病召唤起来。就像多年前我站在月光下的屋顶上，倚靠着冰冷的金属栏杆，对自我神经回路展开的想象一样，这些神经回路不但向全身开战，它们还能赢得这场战争。当时的我想到埃米莉，从她引发的一系列事件中慢慢回过神来。

我陪埃米莉从食堂走回她的房间，她回到病房，显得很放心。我们让工作人员轮流陪着她，这需要花点时间去协商。虽然我们可以说，我们让工作人员陪她，是因为她一直在偷食物，但没有法律禁止暴饮暴食和催吐。索尼娅自愿第一个陪她，索尼娅已经恢复正常，她的体力恢复了，她的心态亦恢复平静。而埃米莉终于可以休息，至少她暂时无法再重复贪食症的行为；她开始复原，并参加了一个以全面治愈为目的的长期治疗计划。就在我们努力确保埃米莉尽可能不要独自一人时，我们的社工也开始为埃米莉规划从病房通往门诊参加治疗计划的路线图。因为埃米莉患有贪食症的时间并不算长，当她两天后出院时，我们对她的健康满怀希望。

而四十多岁的迈卡，他的行为似乎已经固化，我的感觉就不那么乐观了。我们已经做了我们所能做的一切尝试。当他的血压和心率又低到危险值的时候，我们可以放根鼻胃管进行喂食，但这样的做法并没有可靠的法律依据，而且需要他同意，但他时常变来变去。他没有自杀或杀人的倾向，如果他有，法律就允许对他强制进行以精神病学为基础的治疗。或者他是严重精神障碍者，无法满足自身的基本需求。可事实上迈卡完全可以满足自己的需求；他只是选择不这样做。如果病人无法理解治疗的性质和后果，无法做出知情决定，医生也可以强制进行紧急治疗照护。但问题是迈卡完全理解所有的选择和后果。他没有神志不清或精神错乱，他只是希望自己的身体进入某种不寻常的模式，同时承担所有随之而来的风险。因为在这样的形式与风险中，他至少获得了自由。

在迈卡偶尔选择继续接受鼻胃管治疗时，我不禁好奇，我在他的眼里，在整个治疗环境与程序中是什么样子。他选择接受鼻胃管，显然只是为了愚弄我，因为过一会儿他自己就会把鼻胃管拔掉。在他眼里，我这个医生是既倒霉又幼稚的人，或是既傲慢又对他带有威胁性的人。最有可能的是，这个问题根本不值得他花时间思考。迈卡的双重疾病已经为他制定了一条路线，他可以在那个空间、时间和价值的领域里，在最陡峭的痛苦山丘上规划自己的道路，而我说的或做的任何事情都不值一提，那些都只是他脚下偶尔滑动的砾石而已。他拒绝了我们希望能帮助他重新组织思维的最后一种药物，即低剂量的奥氮平。我们认为这种药物的副作用也会使他的体重增加一些。一周后，我在这个病区的轮转结束，留下索尼娅照护迈卡。几天后，他出院了，虽然他继续在一个门诊机构接受治疗，但情况完全没有好转。

　　就在那个月底，索尼娅在另一个住院医生的公寓里参加精神科小组聚餐时倒下了。我已经三周没有见到她了。大卫，一个神经外科住院医生，是另一个精神科医生的伴侣，当时他就站在她旁边，眼看着索尼娅倒下。他立即行动，当时索尼娅还没有完全失去意识，大卫先在地毯上给她做了快速检查，然后我们把她放到沙发上，给她喝了点橙汁。之后，我们退到一边，让大卫给她做更全面的检查。大卫认为她只是晕倒，生命体征稳定。然后出现超现实的一幕：显然是因为我最了解索尼娅，大卫竟然走过来向我介绍这个病例，好像我是主治医生一样，虽然我和他都一样只是住院医生。

　　尽管当时我很担心索尼娅，而且自己也想和她安静地说话，但我记得在那个光线昏暗的房间里，我想的是大卫的汇报是多么优雅啊。大卫描述了他所获得的病史，总结了他在没有仪器的情况下，用医生神奇的内建声呐功能，用钢琴家般有节奏的指尖叩击身体内部的空气、水和器官，检查反射、心率、血压和神经系统，并得出结论：索尼娅严重脱水。她一直在努力工作，每天清晨都要跑个十四五公里，而且吃得很少，她说是因为时间不够。那一天，她只喝了咖啡，吃了点胡萝卜。

　　我站在大卫身旁，一边听他汇报，一边看着躺在阴暗处的索尼娅。她躺在房间另一头的沙发上，看起来和在我们医疗团队的时候一样，不瘦也不弱。关于强者索尼娅，我漏掉了什么？或者说，她是最近才开始有这样的行为？在过去几周里，有另一个人加入了她的行列，现在是两人走在同一条道路上。

　　如果有人能解出体重平衡的方程，创造出一条道路，进入一种无视生命主要驱动力的状态，那个人就是索尼娅。她就是她的运动轨迹，她就是她要走的路，没有沿着道路运行的轨迹走的话，就没有自我。抵抗？她至少可以尝试吧。她有行动能力，她也能够反击，而这一切都通往地狱。

第六章
痴呆症

当我伸手开门，已经看见病房外走廊的时候，我听到身后有一个声音："这将会是一个漫长的夜晚。"我在门前愣住了。在没有提示的情况下，一个完整的句子出现了；从这位之前根本没有主动说过话，在催促下每次也只说一到两个音节的病人口中说出。

"这将会是一个漫长的夜晚。"这是他说的最后一句话。

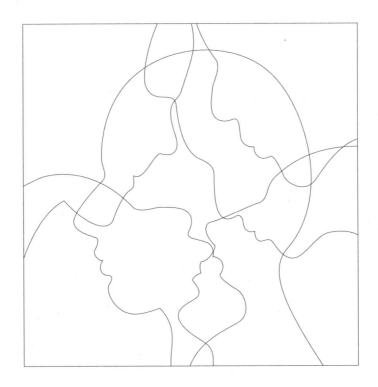

崩溃的堤坝，堤防被冲毁，

良田淹没，牛群淹死，

被一向忠实的土地离弃背叛，

除了漂浮着的混乱，什么也没留下，

树木和家园被连根拔起。

是否就是这一天？

人无声无息地倒在他的影子上

死去了，他曾经辛勤劳作，却发现

他背负的担子比蓬松的泥土还沉重？

不，不。我看见他在太阳落山时

在水中，划着他的单桨，

在他的园地里，微微地闪着光……

他在那里犁地，他冲刷漂浮的杂草……

划过他的屋顶，划向岸边。

他的面孔扭曲，他的口袋里盛满了种子。

——埃德娜·圣文森特·米莱《献给人类的墓志铭》

"诺曼先生，他在4A内科部名单上，一位八十岁的退伍军人，有长期多发梗塞性痴呆病史，昨天被家人带来急诊。"电话那头是内科住院医生的声音，听上去他的压力很大：他得完成他的工作，试图尽快完成这个会诊请求。"家人说，病人慢慢地不再说话，然后在过去两个月里发展成完全沉默。这是唯一的新症状。"

在我看来，这样的神经系统病史确实让人担忧，尤其因为过去有明显的脑梗死病史，有引发中风的可能；但过去这几个月的病情，以这样完全沉默的方式发展是比较奇特的。我注意到我内心充满好奇，这让我想起参加国际象棋比赛的感觉，这种感觉常出现在我遇到对手以非常规棋步开局的时候。这是一种令人愉快的感觉，我甚至为心里生出这种感觉而内疚。我靠在椅子上，抬头看了看医院三明治快餐店灰暗斑驳的天花板。"有意思……"我回答，但是住院医生突然打断了我。

"病人在妻子去世后刚从西雅图搬到这里，"他说，"已经和他儿子一家住在莫德斯托几个月了。他的家人担心他再次中风，但我们昨晚在扫描中没有看到任何新的情况，只看到以前就有的白质病变。他有尿路感染，我们正在治疗。昨晚我们让他住院，并开始研究他说话的问题。而现在，你猜怎么着？"

住院医生突然暂停下来，尽管他说话的语速已经让人感受到他的压力，但同时无法掩饰他内心觉得这个病人的问题很有趣。在住院病房轮班时，医生的脑力活带来的奖赏感往往稍纵即逝，不足以满足我们的好奇心，而就在此刻，我感觉能满足好奇心的奖励似乎已经来到。

"我成功让他说话了，"住院医生继续说，"事实证明，他想说的时候就可以说话。他只是一个不讨人喜欢的人而已。他不关心任何人，不在乎他的家人为他感到担忧。他其实非常冷漠。我认为是反社会人格。我猜即使是你们也不能解决这个问题吧。"电话那头传来一阵快速翻阅的声音。"我还在试着从西雅图拿到他的病历记录，但他们的小诊所要到周一才开。他的儿子在这儿，但不太了解病史；他们的家庭关系不是特别亲密。这一点不意外。我的主治医生要我给你打电话，看你是否可以做个精神评估，看看他是否有精神方面的问题，因为我们找不到其他东西。我不认为是谵妄，因为他的神志很清楚。你还是可以建议使用氟哌啶醇，但是他的QTc值是520，所以得小心点。总之，我认为他只是不喜欢人。我们应该很快就能搞定这个病人。"

这位住院医生考虑到了药物对心律的副作用，而且他的顾虑是正确的。当心电图上两个峰值之间的间隔已经长达 520 毫秒，治疗小组如果使用某些药物（比如氟哌啶醇），就有可能导致严重的心律失常。但他的反社会人格障碍的想法在我听来并不正确，我更倾向于做出某些其他诊断。

各种状况开始主动浮现在我的脑海里，我想，这很有可能还是一种谵妄，一种不符合住院医生预期的谵妄——一种在老年人中常见的，会慢慢增长再逐渐消退的定向障碍，属于谵妄里相对安静的亚型。它有时由药物副作用引起，或由其他不太严重的疾病，比如他的尿路感染引起。内科小组可能是恰巧在谵妄周期的清醒阶段对他进行评估，因此觉得他的神志清醒。

安静的谵妄患者常常容易被忽略。许多医生以为谵妄患者会处在高度活跃的状态，会发出各种声音，他们的症状会显露在外。但还有一种我们称为低活动性的谵妄，它的表现包括退缩、沉默和静止的状态，他们的内心深处正有一股风暴在剧烈搅扰着自己。

另一方面，如果这名住院医生的观点有一部分是正确的，认为患者的症状不是谵妄，而是人格障碍，那也应该是痴呆带来的人格改变，而不是反社会人格障碍。反社会人格里缺乏同理心的特征应该是伴随终生的——虽然令人不快，但不至于现在才让家人感到异常。另外，我们已借助大脑成像技术证实了痴呆的潜在发生过程：大脑深处提供糖和氧气的血管发生阻塞，而且阻塞持续时间已经足以杀死患者的大脑细胞。

这些梗死灶会在大脑中形成一个个由死亡组织组成的斑点。在梗死发生多年后，我们仍可以通过计算机断层扫描检测出这些梗死灶。它们像孔洞一样散落在联结不同大脑部位的神经纤维上，在计算机断层扫描中显示为一个个湖泊状的黑色空隙，我们称之为腔隙。即使在没有已知中风病史的患者中，通过某些更敏锐的技术，比如磁共振成像等，我们也能以不同的方式显示血管性痴呆里的小血管阻塞。它们像大量活跃的白点，散布在大脑中，如同傍晚天空中的星辰，用光标示一天的结束。

痴呆患者的人格变化是很常见的。人格变化出现在所有的痴呆症候群中，从发病初直到晚期，晚期尤其明显，因为大脑负责管理偏好和价值观的部分已经停止正常运作。我曾见过阿尔茨海默病患者出现新的带有攻击性，甚至爆发性的愤怒综合征；帕金森病患者突然出现爱冒险的倾向；额颞叶痴呆症患者出现近乎婴儿式的自我中心思维，该人格变化接近反社会行为，这可能就是那名住院医生感觉到的症状。

记忆力丧失是痴呆最广为人知的症状，但痴呆并不只意味着失忆，从更根本上看，痴呆意味着心灵本身的丧失。记忆储存人生旅途中的感觉、情感和知识，为这一路注入色彩和意义。除此之外，它也建立了设定人生道路的界限和方向的价值观，而痴呆患者的这一切被一并抹去。失去后者会造成性格改变和价值体系的颠覆，结果可能与失去记忆一样令人震惊。这是自我身份和本质在根本上发生的转变，而且这个自我也是患者认识最久，也最为依赖的人。

我想这是最合理的综合诊断。但在没有见到患者的情况下，我无法确定；也有可能住院医生实际上已经做出了最完整和正确的诊断，或许患者精心掩饰的反社会人格障碍终于被另一个疾病，例如他的尿路感染，给揭开了。我开始想象反社会人格患者的阴暗面，同时反射性地让自己做好心理准备，以应对患者狡猾的冷漠。那模拟出来的符合社会期待的风度，那毒蛇般的目光在不知不觉中向我提示"你是多么无足轻重"，这也说明了一个人是无法掩盖自己不能理解的东西的。

那是春末一个安静的周六下午，平日的精神科咨询小组在休假，而我是负责随叫随到的所有精神病学事务的住院医生。这事交给我了。我从拥挤的医院咖啡厅的小桌子旁站起身，穿戴上我的盔甲——笔挺的白大褂、听诊器、反射锤、笔，一口喝完我的咖啡，然后前往四楼的内科住院部。

医院的每个主要医疗专业都提供了值班医生会诊咨询服务，以帮助其他医生同事处理复杂的病例。在精神科，这项工作被称为会诊联络服务。精神科的培训涉及大量的会诊联络工作，他们会接到来自医院各个部门的请求：到重症监护室和内科部处理谵妄，到产科评估产后精神病，到外科协助判断患者的认知能力和知情同意问题，或者只是在他们需要一个可以封闭和上锁的病房时，协助患者转科。

至于跨多个学科专业的病例，还有疑难病例，则需要综合会诊咨询。这会把很多专科医生都叫来，整个医院的人聚在一起，有点像临床医学界的火锅派对。目前这个病例显然不需要这样，它看起来很容易处理。但是当我从护士站的病历架上拿出患者病历时，我发现在我之前已经有几个会诊小组来过，最后一个是神经内科会诊。而我是N先生最后的希望（病历记录上称他为N先生，这是退伍军人医院里尊重患者隐私的匿名习惯）。

还有一种可能，住院医生没有提及，但在各小组留下的病历记录中讨论过，是帕金森综合征。语言治疗小组正确地指出，帕金森病可能涉及动作缓慢和发声减少。神经内科会诊小组是帕金森病的最终仲裁者，关于帕金森病，他们最有话语权，他们来过一趟又走了，证实了短期记忆力下降和多发梗塞性痴呆，但他们没有发现帕金森病的迹象。他们在签字的时候同时指出，虽然N先生没有自发微笑，但在被医生要求的情况下，他可以移动面部肌肉，这不符合帕金森综合征中面部表情僵硬、面具脸的状态。

神经内科也对他的多发梗塞性痴呆的脑部影像诊断提出了意见。在影像上，近期和远期中风的表现非常不同，由于CT上没有发现新的中风迹象，我们需要找到其他原因来解释N先生新出现的不愿意说话的情况。所以最后请了精神科来会诊。叫了一轮不同的专业会诊，最后以探索未知领域的专业会诊作为结尾，这在医学里很常见。

我到的时候，N先生正躺在床上，直视前方，一动也不动，显得十分怪异。他的光头上刚长出了点头发。他枕在三个枕头上，满是皱纹的脸在日光灯下似乎微微泛着光。我又帮他做了一次检查，之后我也认为这不是帕金森病——没有帕金森病的四肢僵硬症状，没有震颤症状。我也没有看到畸张症的迹象，这是我需要排除的一种罕见的无法运动的综合征，可以由精神错乱或抑郁症引起。在被要求的情况下，他可以轻易活动所有的肌肉，而且是一根神经一根神经那样准确。

谵妄也可以被基本排除了，除非还有一种不太可能的情况，那就是这只是个偶然的清醒时刻。正如那位内科住院医生所说，N先生可以说话，他也对我说了几句话。只有在我反复询问，而且问题简单明了时，他才选择回答，但这足以证明他对时间和地点的概念是清楚的。N先生知道他在医院里，知道谁是现任总统，他甚至知道我们在哪个州。他知道他儿子的名字——亚当，来自莫德斯托，是这次带他来到医院的人，是给N先生的生活带来了两个孙儿的人。

虽然他拒绝回答关于他内心状态的问题，对这样的问题无动于衷，或者简短地摇头，但他的拒绝有一个微妙的特点，如果我没有仔细观察，很容易就会错过。我们会探究病人在日常兴趣和爱好上的参与情况，问问病人是否有兴趣和爱好方面的追求，是否享受这些兴趣和爱好，这是精神病学中全面精神状态检查的一部分。这个问题听起来像闲话家常，但却揭示了大量关于动机和感受快乐的能力的信息。我问他是否享受日常生活里的兴趣和活动，而他对这个问题的回答不是透过语言——他的反应只是一侧嘴角向下抽动，露出一丝苦笑，带有一点自我厌恶的感觉，在我看来这不符合谵妄或反社会人格特征。

这时我有了一个急迫的责任，这个责任是我和住院医生都没有预料到的。在瞥见他的内心状态后，我必须排除抑郁症的可能，也许还得排除与之相伴的妄想症（这可能是由严重的抑郁症引起的，可以解释他的沉默寡言）。精神科的每个诊断标准，本质上都是建立在语言之上的，而我必须透过某种方式，在一个不大说话的病人身上，解决这个可能具有生命威胁的问题。

如果N先生在精神病性抑郁症的风暴中越陷越深，他的内心因幻觉和偏执而瘫痪，他的外表却越发显得冷静，从而导致我们漏诊，那将是一场灾难，尤其因为这种情况可以直接通过药物治疗得到有效的控制。另外，即使没有精神病，只是严重的抑郁状态抑制了精力分配，使其在动机上面临巨大的挑战，无法说出话来，无法移动嘴唇、舌头和膈以维持简单的对话，这种状态也必须被排除。这样严重的非精神病性抑郁症也有致命的可能，但也肯定是可以治疗的。

我需要一种不需要病人组织语言的方法。我看到他床边有一张装裱好的照片，是莫德斯托高中的一名篮球运动员，她看起来大概只有十五岁，可能是N先生的儿子留下的。我请N先生给我看一张他孙女的照片。他没有表现出一个祖父该有的兴奋或骄傲，只是像完成任务一样地回应了我的请求。他对照片没有兴趣，只是用眼神告诉我照片在哪儿，然后就结束了。同时也没有一丝精神错乱的迹象。

我拿起照片给他看，指着照片里的女孩，问起她的名字，同时仔细观察他的反应。他没有露出一丝笑容，眼神也没有透露出一丝温柔，但他的目光不再显得那么呆滞。我靠近了看，发现他脸颊上有道几乎难以察觉的闪光。我曾以为那是汗水发出的微弱光泽，但医院的病房很冷。我追踪其分散的、不连续的路径，穿过裂缝和岔路，到达他眼角的上游。我推测出它的来源了。他仍然保持沉默，无法说出她的名字。沉默在我们周围碰撞，那是震耳欲聋的消极且沉默的噪声。

在重度抑郁症中，丧失对快乐的感知是一个典型的症状。它还有一个听上去就很经典的名字——快感缺失，即生活中失去美和快乐。就像患普通感冒时，会彻底丧失味觉和嗅觉一样，快乐也可以以某种方式从生活体验中剥离出来。

虽然我以前曾多次见识过抑郁症里的快感缺失，但每次看到都还是会感到不安。自然状态下的快乐无法带给快感缺失患者奖赏或动力。我明白那位住院医生是如何被误导到错误的诊断上的。快感缺失这样的症状可能表现为对医生、朋友和家人的一种不人道，患者如冷血爬行动物般缺乏温暖，甚至对自己的孙儿也是如此。

在人类历史的长河里，有数不清的抑郁症患者是因为不受控地引起了他人的愤怒和沮丧，而使他们自己深陷孤立和痛苦，同时这也加剧了该疾病所带来的其他挑战和苦难。即使我已经看见这一点，我仍然要在自己的认知上下功夫，提醒我自己，不要对他这个人做出消极的反应。知道是一回事，但理解是另一回事。无论是作为一个人，还是作为一名科学家，我知道它，但我仍然没有理解它，没有深刻地理解它。

为了理解快乐如何能从人类如此普遍和基本的经验中剥离出来，我们可能首先得问价值是如何与经验联系在一起的，它们在人类大脑中的什么地方，为什么联系在一起，以及在人类的故事中，它们又是在什么地方，为什么联系在一起？如果我们能找到答案，我们或许可以解释快乐为什么这么脆弱。

有时候，快乐是自动分配的。我们可以感受到某些强烈的先天性奖励，这样的感觉能自然强化生存和繁殖这些重要的行为。其中一个先天就预设好的奖励，可能是与孙儿互动时的快乐。这种经验在我们的天性中似乎就带有正面价值，尽管它还能通过体验再得到进一步提升。这种反应并非所有哺乳动物都有。它能引发对幼儿的保护和教育行为，但是可能只有在灵长类动物寿命延长，同时变得更加社会化以后，才能体现它的存在价值。那些能将奖励环路与家族表征更好地联系起来的动物，可能可以从这先天性的奖励中获益。但是，这样的神经联结，作为生理结构，和大脑任何其他部位一样，都会受到中风的影响，而且根据梗死的确切位置，这种影响可能表现在某一种特定的奖励和动机上（导致个体对事情重要性的先后顺序排列发生变化，同时出现明显的人格变化），或者表现为一种更普遍和广泛的生活乐趣的丧失（像抑郁症的非特异性快感缺失）。

其他与生俱来的快乐，似乎在进化上没有什么意义。它们的存在只是强调了我们的无知。在没有食物、水或同伴的情况下，看到荒凉海岸时的奖赏感就不是很好理解。这不是回家的喜悦，至少不是我们所知道的那种，甚至不是进化意义上的"回家"。我们像鱼一样的祖先学会了在陆地和海洋的交界处呼吸，但不是在海浪拍打的悬崖峭壁边上。我们祖先的故事更多地发生在3.5亿年前的浅水沼泽中，当时第一批呼吸空气的鱼类浮出水面，出现在陆地上。

那么，为什么我们几乎所有人都能在海边欣赏到美呢？是悬崖和巨浪的鲜明对比，动与静之间的对立？是海浪唤起的风让树冠飘摇？是潮汐平衡而固定的声音节奏，如同不停重复的摇篮曲抚慰人心？无论它背后的含义是什么，这种快乐是真实的。它能被分享，并且深入人心，但似乎没有任何逻辑可以解释它。此外，还有很多类似的例子。

自然淘汰法则为快乐的意义提供了一个潜在答案：它没有意义。意义在进化论中是难以捉摸的，甚至是荒谬的。在恐龙之后，哺乳动物出现并主宰了世界，这背后没有任何意义，这只是偶然事件——一个巨大的陨石撞击地球，再加上6500万年前的其他自然灾害，尘土遮挡住了太阳，绝大多数生命因此灭亡。它是毫无意义的，但它也是有影响力的，哺乳动物体积小、繁殖快速、温血、有皮毛覆盖，同时具有强烈的先天穴居倾向，这些特征忽然变得非常有价值。

　　某些感觉，以及由此感觉产生的行为动机，就可能来自这种环境的变幻无常造成的偶然联系。如果一小部分人类的祖先天生就向往海边，也因此自发地围绕着海边生活，那么数万年前人类遇到的人口增长瓶颈问题就可能会为后世带来创始人效应：一小部分幸存者对后来的人口产生了巨大的影响。如果大部分幸存的人类像帽贝一样在湿漉漉的岩石上搜刮各种食物，靠贻贝和潮汐池里残留的东西存活下来，而与此同时，陆地上的大量植物和大型肉食动物相继死亡，幸存的人类可能会对海岸产生好感和亲切感，更能体会和欣赏它强烈而独特的美。这种喜悦不是人口崩溃带来的，而是由于人类曾经如此接近灭亡，它才得以暂时存在和延续。这并不表示我们真的知道有类似的事件发生过，尽管从古遗传学研究中，我们发现人类过去确实碰到了许多瓶颈障碍，包括5万年前人类人口数量触底的那次全球崩溃危机。这么看来，我们对任何事物的本能喜爱，虽然神秘，可能也只是意外的指纹，是生存这位艺术家在我们基因组的石窟壁上留下的印记。

　　我们不需要学习就能感受到快乐或奖赏，这是过去留下的痕迹，它经过千年的累积，留传在我们的血液里。我们的祖先，在过去的某个时间点上，很可能感受到了这种快乐，而那些能够感受到这种快乐的人最后创造了我们。但通过学习习得的奖赏完全是另一回事，它可以在一个人的一生中产生，甚至能在一分钟内就发生。大脑最初的设计，似乎就是用来摄取新的信息，并且通过这些信息，迅速改变自身来做出反应。这就是记忆形成的过程，也是一个人在生活中学习或改变行为的方式。这些快速的生理变化可以在实验室中进行研究，为了了解进化在漫长时间尺度上的作用方式，我们可以提供一个较短时间尺度的模型。习得的行为，可以通过调节大脑中的联结强度来做出迅速调整，而先天寻求的某些奖励行为，它背后的基础，可能也是以类似的方式，通过进化和基因影响大脑内的联结强度，在几千年的时间里设定而成的。无论是习得的还是先天的，感觉都可以通过改变大脑中的某些联结强度这一生理特性，与经验联结（或是分离）。也因此，感觉和记忆这两个独立的概念，无论是在健康状态下，还是在疾病（比如快感缺失和痴呆）状态下，都会强而有力地融汇在一起。

　　我们需要N先生的医疗记录，看看以前是否诊断出抑郁症，是否观察到任何类似精神错乱或畸张症的情况，以及是否尝试过任何精神病治疗（如果有，疗效如何，有没有副作用）。想要找到安全的用药方式，避免因治疗而造成伤害，这些资料数据至关重要（在老年精神科里，这些考虑因素尤其重要）。

　　住院医生说了，西雅图的诊所要到下周一才开门，而现在还是周六晚上。我需要那些信息才能给出用药建议。下一步，我需要和主要治疗小组联系，制订一个计划，但当时时间已晚，N先生该睡觉了。目前他很稳定，也很安全，所以我先离开了。离开前，我告诉他我明天会带着一个计划来找他。他没有回应。

当我伸手开门，已经看见病房外走廊的时候，我听到身后有一个声音："这将会是一个漫长的夜晚。"我在门前愣住了。在没有提示的情况下，一个完整的句子出现了；从这位之前根本没有主动说过话，在催促下每次也只说一到两个音节的病人口中说出。

我转过身来，回头看向房间的另一头。他直直地立着，直视着我，让人感觉毛骨悚然。他脸颊上的闪光更加强烈，这些闪光只出现在他的上脸颊上，靠近他的内眼角。房间里的人都走了。我看到了一个完整的他：他那布满血管的光头随着每次呼吸轻轻摇晃。他的眼睛和嘴巴对称地垂下，他目不转睛地盯着我。他没有再说话。他已经说了某些重要的事，某些他需要我知道的事。

在一个漫长的停顿过后，我给了他我最温暖的微笑，和一个令人放心的点头。"别担心，诺曼先生，我们会一直和你在一起的。"

"这将会是一个漫长的夜晚。"这是他说的最后一句话。

我们几乎可以肯定地说，痴呆症的漫长病程——无论是几年还是几十年时间——是地球上新出现的一个生物学现象，通过现代医学和长期有效的家庭护理而得以存在。通过我们的大脑建立的社会结构所提供的支持，我们让痴呆症的延缓成为可能。可是我们还没有找到解决痴呆症的方法。没有任何可以治愈它的方法，而现有的几种药物只能稍微延缓疾病的进展。

在精神科，痴呆症现在被称为"重度神经认知障碍"（有朝一日这个名字还会再变）。它的诊断标准要求同时具备独立自主功能的丧失和认知功能的丧失（这几乎包含了与记忆、语言、社交/感知/运动功能、注意力、计划或决策能力有关的一切能力）。这份长长的清单，以及诊断症状的多样性，又反过来使痴呆症（或者重度神经认知障碍）作为一个医学名词和概念，包含了一生中可能发生的所有大大小小的大脑通信中断造成的结果。中风造成的腔隙，阿尔茨海默病里的斑块和缠结，长时间累积的伤害造成的脑损伤，这些都可能最终造成痴呆。

连接中断，通信不畅，丧失通路。但实际上究竟是缺少了什么？

虽然痴呆症患者的脑细胞肯定会死亡，但目前还不清楚记忆的丧失是否总和负责保存记忆的细胞或突触的死亡（类似清空电脑硬盘）有关。相反，像多发梗塞性痴呆这种因为白质损伤才出现的疾病，至少在某些阶段里，记忆仍然是完整的，但它和输入、输出的投射联结分离了；记忆只是失去了联结。

如果只是输入中断，只是找不到记忆，不能再访问记忆，那么记忆依然存在，但无法重新激活它。也可能只是输出中断：记忆完全可能被完美地重新激活，但无法回到意识层面上。在雪地里沉睡，或者朝着虚无缥缈呐喊，无论哪种方式，记忆仍然可以完整地存续下去，但是它原有的对外联结，那些横跨大脑不同部位的纤维，被这些黑暗的小湖、腔隙、梗死灶给切断了。记忆因此被孤立。

在临床上，有相当一部分多发梗塞性痴呆患者也会表现出快感缺失。对这两种看似不相关的综合征来说，它们之间存在的关联性着实让人讶异。研究发现，有认知障碍的老年群体与认知功能正常的老年群体相比，快感缺失的发生率明显提升；在明显痴呆患者群中，快感缺失的发生率甚至增加了好几倍。而且感觉和记忆之间的关系远不止如此，在这些人群中，白质腔隙的总体积越大，负责远距离信息传递和控制的神经纤维损伤得越严重，患者出现快感缺失的比例就越高。当记忆失效时，感觉也会随之消失。

光遗传学实验表明，价值可以通过大脑的远距离传输连接，被赋予到大脑的状态上。例如，从焦虑中被释放的价值，部分是由终纹床核到中脑深处的奖赏回路的神经投射决定的。如果负责远距离输入和输出神经信号的白质纤维束受损，造成记忆力衰退的同时，也会导致感觉的下降，那么在人类流行病学研究中见到的快感缺失和痴呆症之间那耐人寻味的关联性，以及痴呆症中腔隙体积和快感缺失之间的关联性，就都可以得到解释。能提供感觉的细胞可能仍然存在，但是它与外界的联系被切断了，这和丧失记忆的情况一样：它们都失去了发出声音的能力。

在某种意义上，记忆也需要感觉。大脑可能没有什么理由去存储和唤回基于某个经验的记忆，除非这个经验足够重要到能至少引起某种感觉。信息存储需要空间，需要消耗能量，而且还会对计划造成挑战；它的代价如此高昂，在进化的长河里，如果它无法带来任何好处的话，它是无法被传承下来的。因此，存储和回顾信息的行为，制造和使用记忆的行为，往往发生在比较重要的经验上；而对我们这样有意识的生命来说，这通常意味着与某一种感觉产生关联。因此，快感缺失不仅仅可能与痴呆症的发生机制相同，它还会损害记忆功能，进一步增加这两种状态的相关性。

今日许多神经科学家认为，记忆涉及在最初经历中活跃的神经元的重新激活。有一些研究人员已经使用光遗传学技术来探索这个想法。他们不是在大脑的感官区域，而是在与记忆有关的结构，包括海马和杏仁核中去探索，标记在学习经历（如在特定环境背景下经历的恐惧事件）中高度活跃的细胞，然后经过长时间之后，在远离恐惧相关环境背景的时间、空间里，用光重新激活这些标记细胞的其中一个亚群。

在这种情况下，哪怕没有任何与最初的恐惧诱导经验有关的事物，也可以看到小鼠表现出恐惧；换句话说，实验中只有少数被光遗传学技术重新激活的恐惧记忆神经元，除此之外，没有任何东西。如此看来，只要当正确的脑细胞组合，即某个神经集合，一起发出信号的时候，记忆就有可能会发生。

如果这就是记忆，那么当记忆没有被主动唤起的时候，它本身是什么？这些记忆的位元，是在哪些分子、细胞或投射中储存的？而任何一段记忆的实际信息，无论储存的是经验、知识还是感觉，它是在哪里休眠、在哪里等待被唤起的？

今日，该领域的许多人都认为，这个问题的答案就藏在突触强度里。突触强度能衡量一个神经元对另一个神经元的影响有多大，被定义为从传递者到接收者的增益。两个细胞之间的突触或功能联结越强，接收细胞对传递细胞的固定活动脉冲的反应就越大。尽管看起来很抽象，但这存在于突触里的变量，可能就是记忆实际的生理学形式。

突触强度有许多有趣的特点，这些特点使得上述想法更合理。首先，理论神经科学家已经证实，突触强度的变化确实能在经验发生的当下自动储存记忆，它不需要任何智能监督，而且是以一种可以被轻易唤起的形式保存。其次，正确的突触强度变化是可以在真实世界中发生的；事实上，爆发性神经活动或神经递质造成的突触强度改变，在活体神经元和大脑中发生得非常频繁，也非常迅速。某些同步或高频率的活动脉冲模式可以驱动突触强度的增加，这样的情况称为增强效应；而非同步或低频率的脉冲可以驱动突触强度的减弱，这样的情况称为抑制效应。基于理论工作，这两种效应对记忆的储存都是有意义的。

直接且具有针对性地调整哺乳动物大脑中某个部分到另一部分的神经联结间的突触强度，继而改变行为，这终究只是个吸引人的假设。如果没有办法在哺乳动物大脑中选择性地施加神经活动脉冲，以改变某个事先已经定义好起点和终点的神经投射的突触强度，就无法正式检验这个想法。但光遗传学技术通过赋予从大脑的某一部分到另一部分的神经联结光敏感性，再沿着这条联结路径，提供高频或低频的脉冲光，便可使这样的干预成为可能。截至2014年，已经有数个研究哺乳动物的小组将这样的光遗传学原理应用在记忆上，并且证实改变特定神经投射的突触强度，会对某些行为产生强大又具有针对性的影响。

投射从根本上体现了大脑的不同部分如何有效地相互接触，无论是在健康还是疾病状态下。例如，众所周知，通过区域间联结的强度可以预测区域间活动的相关性。人们还发现，区域间活动的相关性与特定的愉悦状态有关联。例如，大脑听觉皮层和深层奖励相关结构（伏隔核）之间的协调减少，预示着人类在音乐上的快感缺失。同样，照顾孙儿带来的特定基础奖赏感，可以通过负责处理驱动力或奖励的一个脑区（如下丘脑或VTA/伏隔核环路）与代表亲属关系层次的另一个脑区（如侧隔板）之间形成强力而有效的突触联结来实现。特定投射的突触强度可能使特定行为变得更被偏爱、更具有奖赏性，尤其是它还结合了后天习得的正面体验。

这样一来，脑区之间相互联结的突触强度就成了一个有趣的度量衡，它与我们内部情感的发展和进化有关，因为进化就很适合作用在这种区域间的联结强度上。尽管进化对音乐或孙儿这些东西一无所知，但它可以创造条件，让人们在一定程度上享受音乐，享受天伦之乐。而且，我们并不缺乏可用于奠定这些基础的遗传复杂性，丰富的基因表达模式造就了细胞的多样性，同时起到引导轴突的作用，最终共同决定了大脑内部的回路组成。

价值，无论是负面的厌恶感，还是正面的奖赏感，最终都只是一种神经标签，它可以被附加在经验或记忆等元素上，也可以从这些元素上移除。这种灵活性对于学习、发展和进化是至关重要的。但是，无论结果是好是坏，无论是处在健康还是疾病状态，这些可以轻易附加上去的东西，同样也可以被轻易移除。我们现在有了一个途径来了解这样的灵活性是如何实现的。记忆和价值作为物理结构，无论是进化而来的，还是习得的，都有可能存在于突触强度中。通往突触的路径，也就是神经轴突，从一个细胞发出，经过长距离纤维投射，最终与其他细胞发生接触。它的建立、形成和生长，则是根据基因的指导（同时遵循所有进化规则）完成的。而突触本身则可以通过经验的特异性进行强而有力的调整。我们的人生旅途、我们的快乐、我们的价值观，都坐落在这条可以被切断的细线上。它承载着我们记忆的联结，它是我们自我的投射。

我和精神科夜班住院医生交了班，他周六的夜班夹在我周六和周日的两个白班之间。我以前没有见过他。他看起来很爱运动，而且精力充沛。虽然很累，但我忍着疲倦，和他一起把科室里几个需要特别关注的病人的情况一一过了一遍，然后才开车回家，勉强得到几个小时的休息。

第二天早上，在沿着帕洛阿尔托周日清晨的荒凉街道驱车前往医院时，我的思绪又飘回到N先生那里。开始任何药物治疗前，得先解决几个实际问题。我们必须确定谁在法律上能够提供知情同意书；如果N先生不能，治疗团队需要与他的儿子进行讨论，而我到现在都还没见过他的儿子。此时此刻，我几乎无能为力；从技术上讲，我在这个病例里只是扮演顾问的角色，不是制定决策的人。

昨晚的夜班医生现在看起来十分憔悴。和他交完班，并设法感兴趣似的听他讲完他昨夜的英勇事迹后，我进入工作站，看看N先生有没有发生什么新状况。令人惊讶的是，他换床位了，他的名字已经不在4A内科部名单上。过了一会儿，我看到他在ICU（重症监护室）。

N先生在前一天晚上发生了严重的中风，就在我离开他一个小时后。尽管他还活着，但不太可能恢复独立生活了。他的儿子已经授权，也决定好了急救方案：不抢救；不插管。

我呆呆地站着，两眼发直，无能为力。N先生是对的，他的夜晚确实非常漫长。

只有在生命的最后时刻，只有在我们已经走完所有的棋步，收起棋盘，没有更多的惊喜，已经知道大部分结局的时候，我们才能相对公平地审视自己，反思每一个行为决策究竟是成功还是失败的。但也就是在这个时候，关于这些行为决策的记忆消失了，被遗忘了。这是一个多么残酷的转折：没有记忆，我们怎么能理解我们所经历的生活，如何能在我们走过的道路上、经历过的悲痛中找到意义？

我们无能为力，我们的终点也是我们的起点，同样充满无助和未知。

让我们意外的是，N先生的生命又延续了几周。我看到一个我猜是他儿子的人，在安宁疗护病房附近进进出出过两三次。其中一次是他推着躺在推床上的N先生走到走廊上。那天我停下来看着他们，当他们缓缓走向窗边的一片阳光时，我记得听到他儿子轻声细语地说："爸爸，这是给你的阳光。"

N先生看起来比我记忆中的要老。他平躺着，完全瘫痪，苍白的皮肤透着点灰，双眼是闭着的，张着嘴，没有张力，完全静止。一切行将结束，准备回家。他的寸头是他身上唯一没有被毯子和床单覆盖的部分，我感觉他似乎充满了尊严与自豪。这唤起了我对他最后的动作的记忆：他在医院的病床上坐起来，穿过痴呆症和抑郁症的层层迷雾，在他已经几乎一无所有的时候，告诉了我一件重要的事情。

当他们靠近窗户和透过窗户洒进的大片阳光时，我听见一个医疗小组正匆匆忙忙地朝我们走来，唠叨着心房扑动的问题。N先生的儿子也听见了他们的声音，他加快脚步以腾出空间，笨拙地将推床推向走廊边的窗前。

当医疗小组以渐强的旋律边讨论边从我身边经过时，推床床角轻轻撞击了一下墙壁，停靠在走廊边上。在撞击的那一刻，N先生的两只手臂突然向天花板挥去，歪歪扭扭。床单掉了下来，一只手臂有力地朝天伸展，另一只比较弱，在半空中。两只手都是张开的，十指展开，稳定而强壮。N先生疯狂地伸出手臂，展现令人震惊的力量。

走廊上的所有人，包括N先生的儿子、实习生和我，都被那一瞬间给震慑住了。我们看着那向外伸出的手臂、尝试抓取的双手，所有人都被锁在这超现实的一幕中。这一幕持续了一两分钟的时间，然后手臂才一起缓缓回到推床上。N先生再次回到休息状态。

医疗小组放慢了脚步，但并未停下。过了几秒钟时间，他们在走廊的尽头转了个弯，才又开始继续原本的讨论，但现在改以小声讨论，关于神经反射的知识从记忆和欲望的旋涡中浮出脑海。

　　婴儿反射在痴呆症中再次回归。这是进化论为灵长类婴儿的生存而编排的动作：莫罗反射（当身体突然下降或加速时，手臂反射式举起，这是我们在树上爬的祖先遗留下的产物，它挽救了那些后来成为我们祖先的婴儿的性命）和觅食反射（轻触脸颊，会引发头部转动和张嘴，以寻找奶汁）。从高处坠落，还有失去与母亲的肢体接触，这是人类新生儿不需要学就会的基本恐惧。

　　这两种行动模式在生命诞生几个月后就会消失，但在痴呆症或脑损伤中又会出现。它们不是在生命行将就木之时被重新创造出来的，它们其实从未真正消失，而是一直存在，只是潜伏了几十年时间，被更高级的大脑功能，如抑制和认知控制，还有生活中累积起来的所有东西所覆盖。随着神经纤维的损耗，原始的自我终于暴露在外，她发出属于自己的声音，伸出双手去寻求安全感，去寻找一个实际早已死去的母亲。

　　这些年来，所有带来幸福或痛苦的时刻，所有有意义的生活细节，都只是把原始的自我掩盖住了；所有的纬线交织在一起，再也看不到她，但她总是在那里。现在到了最后的时刻，原始框架再次浮现。随着细线的脱落，她再一次成为全世界。她又一次触手可及，是她点燃了她孩子的生命，她颤颤巍巍地抱着她的孩子，喂他奶水，为他遮挡雨水和阳光。

　　当心灵的织线一点点瓦解，大量的绝缘纤维因磨损化为碎片，记忆和行为消失，剩下的是打出生以来就存在的东西……一个被灰布包裹着的人类婴孩，现在再次暴露在寒冷中。

　　现在，在混乱的黑暗中，是温柔的摇晃……平衡忽然发生变化，干枯脆弱的树枝断裂，婴孩掉进黑夜中，脱离世界，向下坠落；他伸出双手，死命地抓。

一根树枝断了，这就是最后的结局，如此而已。一个住在树上的婴孩，他想要抓住他的妈妈，他在空间中坠落。

后记

我最爱的蓝色卧室里，空气如此宁静，连一朵云都没有。一切都在平和与寂静之中。我只能在那儿待到永远。它是让我们失败的东西。我们首先感觉。然后我们坠落。如果她想，就让她下雨吧。温柔的或者强烈的，随她喜爱。无论如何，就让她下雨吧，反正我的时间已到……

好了。再会了。我的叶子已飘散。全部。只有一片还抓着我。而我会背负着它。

——詹姆斯·乔伊斯《芬尼根的守灵夜》

梭子在织布的前缘来回摆动，嘀嗒作响，像钟摆在空间中标记时间一样，嵌入时刻和感觉。经线指向还未形成的空间，它框定接下来会发生的事，但它不做决定。

经验稳定地进展着，它勾勒出模式，逐渐掩埋了结构线。无论结果为何，它代表着某种决心。

我作为一个单亲父亲，与我的大儿子一起生活；我在临床上的所见，让我害怕他经历的家庭破碎对他造成的影响。现在他已经成长为一个勤奋努力的计算机科学家和医学生，他是个体贴的人，而且还很会弹吉他。交缠的线可以打断一种模式，也可以创造出另一种模式，没有为什么，生命就是如此。除了大儿子，我现在还有四个可爱的孩子，和一位杰出的医学家妻子。我们在同一所大学工作，她的主要任务就是研究和治疗与造成那个小女孩眼睛错位的肿瘤相同的脑干肿瘤；因为这个小女孩，我差点放弃了学医之路。在这里，每一个故事的核心都有一个迷失的孩子，也都有一个等待着我们去寻找的孩子。

书里描述的每一种感触，每一种引导我走到现在这一步的感觉和想法，现在回头去看，比起当初我第一次经历时，都富有更丰富的纹理，而且它们彼此更深刻地交织在一起。但是，最初的感觉是随着时间得到更好的定义，还是反而被时间所淹没？从某方面来看，这其实并不重要。就像埋在底下的经线可以在不破坏织锦布的情况下，被有意义地揭示出来一样，我们可以在不切断联结和记忆、不失去自我的情况下，再次暴露和体验我们最初的感觉。

科学发展将继续为这里所描述的故事提供更立体的诠释。伴随每一个新的发现，我们对人类自身构造的进化解释和描述就变得越加复杂，就连我们对尼安德特人灭绝的理解，也随着古遗传学的发展而变得更加多维。当然，他们继续在我们身上活着，他们并没有真正灭绝，但我们现在已经知道一件更重要的事：当最后一名尼安德特人死亡的时候，他们已经是部分现代人了；血缘上的影响是双向的，最后那名尼安德特人，可能也是最先离开非洲的现代人中最后的幸存者。这个灭绝是真正意义上的人类灭绝，是我们自己的灭绝。

随着时间的推移，这本书里所描述的大多数医学领域的发现——如果得到证实——最终都会变为一个宏伟画面中的一点微小的组成元素。还有一部分会被遗忘，或被质疑，被修补，被取代。但是在探究、理解的过程中，反复发现，修补错误，正是科学的进程。缺陷和错误的本质，与疾病本身一样，会照亮和揭示真理。

自然界中的光只会通过那已经存在的缝隙，譬如云层中的裂缝或树顶上被风吹开的空隙而通过。但在生物学中，在这些故事里，可见光打破了这种范式；它打开了一扇门，让信息为自己创造出一条道路，照亮全人类。有时候，我们会觉得这个通道只是笨拙地卡在那儿，就像田野间潮湿草地上的牛门。面对这些由通道流出的信息，我们发现自己还没有完全把通道准备好，甚至我们也还没有准备好我们自己。但那门是开着的。

最近几年，我们对这通道的大门有了更多认识。回想我的科学之旅刚开始的时候，我们试图横跨不同的尺度，想要探索整个大脑的奥秘，同时利用科学方法在细胞水平上开展研究；而我们现在能更深入地在分子甚至原子水平上进行探索，研究光敏感通道蛋白究竟是如何运作的。我们已经成功阐释了光如何被一个分子检测到，然后转化为电流，再流经该分子中某个孔隙的奥秘。这样的实验结果是通过强力的X射线晶体学技术而得到的，与发现DNA双螺旋结构时采用的科学方法相同。

这个实验在以前曾引起过激烈的争论，一些著名的研究者声称，光敏感通道蛋白分子内不存在任何光门孔隙。但是X射线晶体学使我们不仅能够直接看到孔隙，证明它的存在，而且还能利用这一知识重新设计孔隙，并以不同方式来呈现我们的理解程度：我们可以改变周围的原子，重新填充孔隙的内衬，创造出能够传导带正电或是带负电的离子的光敏感通道蛋白；或者使这些分子对红光或蓝光产生反应；或者改变激发电流的时间尺度，延长或缩短诱发时间。这些新的光敏感通道蛋白已经在神经科学界被证实具有广泛的应用价值，因此当我们破解了这神秘的光门通道的结构密码时，不仅解开了基础生物学上关于神奇的植物的一个谜团，同时也开辟了一条对自然界以及对人类自己进行创新探索的科学途径。

今天，我除了在斯坦福大学实验室里进行科学研究外，仍然在一个专注于抑郁症和自闭症的诊所里治疗病人。同时，身为主治医生，我负责一个特定病区住院病人的照护工作。另外，我也与新一代的精神科住院医生一起工作。在一起探索这个领域的过程中，我们仍然像我第一次与分裂情感障碍病人在一起时那样，时刻感受到精神科令人着迷和神秘的一面。我们治愈了许多病人，而在其他未能痊愈的病人身上，我们只能控制症状，这是许多医学领域的现状。我们对无法治愈的疾病进行治疗，控制症状，否则病人就会死亡。我们诚实地兜售着解热草和洋地黄，因为这些草药有助于治疗。

当我们对精神病学的认知和对控制行为的神经环路的理解齐头并进时，我们必须同时开启某些看似突兀的讨论。或许我们会以为自己还没有准备好开启这些讨论，但是这样做是明智的，因为我们需要在哲学上和道德上领先一步，而不是为时已晚时才尝试去追赶。在这个充满不确定性的世界里，精神病学已经被要求回答许多关于患者健康状态的困难问题，这些问题不仅局限在疾病方面。这种压力存在的目的是去发现人类令人振奋，同时又让人感到不安的矛盾，然后努力解决它，最后去拥抱它。

因此，在这里，我想以后记的形式，简要地展望未来。这是三条深藏在森林中的黑暗道路。这本书中的故事都分别触及了这三条道路，而且每一条都需要以最快的速度进行更深刻的探索。这三条路分别是：我们的科学进程、我们对抗暴力的形式，以及我们对自身意识的理解。

我们很难预测或控制科学上的突破，这与科学的大部分进程形成了奇特的对比，因为科学是一种受控的、有序的思维活动。有秩序的思考对人类的头脑来说似乎是自然的，我们对复杂思想的控制被认为是理所当然的，就像我们认为时间稳定向前推移是必然的一样。然而，我们不能用自己对秩序和控制的欲望来完全规划科学进程。这对包括光遗传学技术在内的大多数科学突破来说是一个重要教训；它表明了支持基础研究的重要性，这些研究在某种程度上可以说是计划之外的。在过去的150年里，我们不可能预测到微生物光反应研究对神经科学的影响。类似计划之外的发现的确开启了许多科学领域。本书的其中一部分就是关于光遗传学技术的回忆录，光遗传学技术与其他领域的创新从意想不到的方向汇聚到一起，共同定义了今天的宏观生物学。

因此，光遗传学技术不仅在大脑内有许多崭新发现，而且还揭示了基础科学进展的特质。在我们共同迈向未来的时候，我们要把科学真理这个重要的信念放在我们思想的最前沿：它是一股把我们从自己构建的弱点中拯救出来的力量，它来自言论自由与纯粹的探索发现，或许再加上点杂乱无章的思维。

我想起一位酒精性肝硬化的病人。他当时已经没有希望得到一个新的肝脏，正在一步步走向他人生的终点。他仿佛正在一片干涸的土地上溺水，淹死他的是他自己创造出来的液体。因为腹水，他腹部的张力升高，充血。腹水是肝功能衰竭时产生的棕黄色液体，他身上可能有十升腹水，甚至更多，腹水使他的腹部胀大，从下方压迫着他的肺和膈。他只有四十八岁，躺在我面前的床上挣扎着呼吸。

我手里拿着一个粗糙的工具，一个套管针。它像是来自中世纪的产物，在我手中沉甸甸的，这是我们所拥有的唯一工具。虽然床边有明亮却刺眼的手术灯照着，套管针仍然像白镴一样暗淡。它虽然是无菌的，但上头却有斑驳的痕迹。它是一个钝的圆柱体，用于在腹壁上放置引流管。我从他的腹部一次抽出五到六升液体，但这样抽出腹水也只能为他争取两到三天的呼吸空间，然后他自己制造的腹水不断累积，又会把呼吸空间填满。我无法治愈这种疾病，但我可以做一些事，小心谨慎地做，直到我们知道更多。

套管针就是真理，至少目前是如此。我们通过自由的争论与创造性发现，彼此开诚布公，在我们力所能及的范围内获取这样的真理。

科学，像歌曲和故事一样，是人类交流对话的自由形式之一。科学的不同之处在于，这种对话起初似乎只限于受过某些训练的人群中的一小部分，只有他们能理解和欣赏科学的全部意义。但就像行为艺术家琼·乔纳斯在2018年谈到她的艺术时所说的那样，科学是"与过去和未来的对话，也是与大众的对话"。科学家不是对着虚空呐喊数据的独行侠，也不是用数位数据填充驱动器的机器人。我们寻求真理，而这个真理是我们认为并希冀在展开对话时具有重要意义的真理。我们工作的意义来自我们想象的人类伙伴，并将我们的声音指向他们，同时我们知道这些对话不是单向的。

即使完成了一项重大突破，我们也需要了解它将如何被传达给外界；我们需要考虑听众和传递这个信息的人，以及不断变化的背景——超越世界的动态框架和它在人类历史长流上的时间和空间位置。在尚未成形的开放空间里，在没有任何预先判断或前提存在的情况下，我们只能基于自由和坦诚，同时保证在参与探索的过程中，探路者不会受到任何惩罚，只有这样，我们才能在科学的道路上获得新的发现。这和医生为病人提供治疗时的原则是一样的。否则，我们会选择采取不成熟的防御机制：我们会竖起墙，不去理解，同时回避我们自己的感受；这些墙的建立是因为我们没有优先考虑诚实和自由的对话，没有让所有人类成员都参与进来。我们首先要成为我们可能的样子，如此我们才会真正认识自己。

我们彼此暴力相向的那一部分，就隐藏在我们的表象之下。有许多——太多——导致暴力的途径，其中的社会复杂性是需要我们去理解的。这也许是另一篇不同主题的文章所要探讨的内容，但是当暴力是由人类施加在人类身上，而且没有明显的理由，似乎只是为暴力而暴力时，精神病学（以及神经科学）似乎就比人类思想中的任何其他领域更接近这个问题的核心了。这样的情况在精神病学中通常被定为反社会人格障碍，它在很大程度上与反社会者的含义重叠，而后者是被广泛使用的术语。作为人类，我们很自然地会问：为什么会存在这样的障碍？我们能做什么？我们没有答案，而回答这些问题的迫切性则与日俱增。

有多少比例的人群能够完全无视他人的感受，造成他人的痛苦或者死亡？基于不同的研究或人口数量，估值从1%到7%不等。这一估值之所以存在很大的差异，可能是由于程度上的差异，另外还有机会上的差异，而机会差异可能是区分活跃案例和潜伏案例的唯一因素。

在精神病学中，反社会人格障碍的定义中包括"长期无视或侵犯他人权利的行为模式"这一条，它的标准可能包括一个人在童年时虐待动物，或者成年后无视他人身体或心理上的健康和感受。这样的过去可能会被掩盖，但在精神科访谈中，训练有素的精神科医生往往能以惊人的效率发现它，并且很快得出初步诊断结果。

面对1%到7%这样高的数字，我们该如何处理？我们秉持性本善，还是性本恶的理念？无论如何，我们可以得到一个强有力的论点：我们建立的社会，不应该赋予任何一个人完全的权力，对他完全信任；我们必须在所有层面上都形成制约机制，包括个人、机构和政府。而且，即使只有百分之几，这也意味着这种情况已经深深扎根于人群中。这对我们人类这个物种来说，似乎是一个沉重的负担，它也在很大程度上解释了人类的历史和当今的世界现状。但随着我们的行为产生的影响日益全球化，且更加深远时，人们对人类的未来应该抱持怎样的期望呢？

天文物理学家在思考宇宙时提出了一个相关问题：宇宙已经存在了数十亿年，拥有无数行星。如果一个物种只需要几百年时间，正如我们所知，就能发展出今日这些科学技术上的进步（这几百年时间对宇宙来说不过是一瞬间，一眨眼），那为什么直到现在，宇宙看上去依旧是如此沉寂？一个简单的解释是，技术带来的灭绝非常迅速，再多的制度约束也无法抵挡；支持生存的驱动力，最终也会成为推动灭绝的驱动力。进化创造了不适合这个世界的智慧，而这个世界又是这不适合的智慧创造出来的。

对生物学更深入的科学理解能够拯救我们吗？人们对反社会人格的生物学特性知之甚少。针对双胞胎的研究显示，反社会人格存在某种遗传特性（占比能达到50%之多），并且有一些证据表明患者前额叶的细胞体积减小，而这个区域也正是负责处理行为抑制与社交活动的。已经有特定基因与反社会行为或攻击性行为联系在一起，包括那些在突触中处理血清素等神经递质的编码蛋白质，并且我们已经观察到某些大脑活动模式的改变，包括前额叶和奖励相关结构（如伏隔核）之间的协调变化。但我们仍然缺乏深刻的理解及明确的行动路径。该领域的矛盾仍然比比皆是，例如究竟是冲动性暴力还是其反面的计算性或操纵性暴力才是该问题的核心？每一个概念都指向彼此对立的诊断和治疗观点。

然而，现代神经科学已经开始阐明同一个物种间的暴力背后的神经回路。这些研究虽然有启发，但也同时令人深感不安。其中一个引人注目的例子，就是研究小组试图在啮齿动物身上对哺乳动物大脑中被认为能调节攻击性的一小块区域——下丘脑腹内侧（又叫VMHvl）进行电刺激测试。尽管研究小组多次尝试使用电极进行刺激，但仍无法观察到攻击性反应，这可能是因为VMHvl是一个非常小的结构，它被其他结构紧密包围，而其他结构与防御行为有关，譬如冻结或逃离；这些周围的结构或其纤维也会被针对VMHvl的电刺激所激活，从而混淆和影响行为学结果。但是，当研究小组利用精准的光遗传学技术，通过兴奋性微生物光敏蛋白结合激光刺激VMHvl细胞时，他们引起了小鼠对笼子里另一只同一物种、同一品系中体形较小，同时不带有威胁性的小鼠的狂暴攻击。这只小鼠起先完全不理会另一只小鼠，直到打开激光的那一瞬间。

　　个人的暴力行为可以瞬间被强烈地改变和操控这一事实，将问题指向更深刻的道德哲学层面。在给本科生讲授光遗传学技术时，我发现他们在看到小鼠的暴力攻击行为被光遗传学技术瞬间控制的视频时（这些视频都经过同行评议并发表在主要期刊上），所表现出的反应是惊人的。之后，学生们需要一段时间进行讨论，甚至可以说是一种治疗，去消化吸收以他们的世界观为出发点所观察到的东西。只要开启大脑深处的几个细胞，就可以诱导出如此具体的暴力攻击行为，这对我们人类意味着什么？作为教授，我可以传递这样一种观点：这不是我们第一次发现这个现象，因为过去几十年里，人们已经通过基因、药物、手术和电刺激手段尝试对攻击行为进行不同程度的调控。但是这个概念对学生来说似乎没有什么价值。因为这些先前的干预措施总存在非特异性和副作用的问题。相较之下，利用光遗传学技术进行的干预相当精确。如果在没有限制的情况下，它的应用就有可能带来更多问题，同时也会为某些难解之谜提出更实际的问法。

而这些难题究竟是什么呢？光遗传学技术太复杂了，复杂到它无法成为一种武器。真正的问题在于，动物研究似乎告诉我们：暴力行为的变化，就其力度、速度和特异性而言，似乎与我们的社会寻求解决暴力问题的方式脱节了，或者说没有关联。换句话说，这些强大的神经回路处理进程注定会最终压倒为防止道德堕落而建立的脆弱的社会结构。我们能做什么？我们的希望在哪里？当几个细胞里发起的几个电脉冲瞬间就能诱发出杀人这样的暴力行为时，我们究竟是什么？

但是也因为暴力能透过几个电脉冲就得到控制，我们现在至少还有一条继续前行的道路：使用光遗传学技术和相关方法，阐明抑制攻击性的细胞和神经回路。即使还不能立即被应用在治疗上，这种基于神经科学的新发现也使我们能够超越以往激烈的社会争议，同时在以前的基础框架上继续前行。我们现在可以开始将基因和文化的交叉影响统一到一个具体的因果框架中。我们现在对行为的因果关系有了足够的了解，可以看到像暴力攻击这样复杂的行为所依据的神经生理学元素是如何体现在大脑中明确的生理成分中的：一方面是个人大脑发育所赋予的神经投射形态（包括投射方向和强度），另一方面是通过学习习得的生活经验。

由于我们不能完全控制我们的大脑发育和我们的生活经验，个人对行为所负责任的确切性质仍然是一个有趣也充满争议的主题。本书重点描述的是现代神经科学的研究进展，从这个角度出发，我们可以认为个人并不需要为部分大脑涉及的行为（比如惊吓反应）负责，因为涉及自我的神经回路并未参与其中。同理，我们也可以认为一个人需要为有前额叶和压后皮层参与的行为负责，因为这些行为受优先次序和记忆影响，即在这些行为中，神经回路涉及自我定义与个人选择。既然我们可以完成这样一个描述因果关系及可测量概念的句子，而不使用像意识或自由意志这样难以量化的词语，那么现代神经科学可能确实能够在这些困难的问题上取得进展，因为这些问题直到现在都还只存在于那些迷人的哲学论著里。

大脑中不太可能存在一个可以用来解释"自由选择行为"的单一结构；诚然，随着我们对行为过程中整个大脑的细胞和神经投射活动获得越来越广泛的认识，我们越来越能够回答决策过程和路径选择所涉及的更广泛的神经回路相关问题。2020年，通过记录小鼠和人类大脑中广泛的细胞活动，探测解离过程，我们得以深入了解自我在神经回路上的构造。解离是指一个人的内在自我意识与身体经验分离，故而个人感觉与自己的躯体发生分离。自我意识实现了，但是它建立在脱离感觉的基础上，它不再感到对躯体拥有所有权或责任。通过光遗传学技术和其他方法，我们发现压后皮层（与进食障碍章节里提到的内容一致）和它的某些距离遥远的投射结构的活动模式，对于调节自我及其经验的统一性非常重要。因此，我们可以接受"任何行动都可能存在一个分布式起源"这样的理论，而自我也是如此，同时，这也不违背自我作为一个真实存在的生物代理能经得起精密严谨的科学检验的想法。

　　直接、正面地面对这样的复杂问题，最终也许可以帮助我们理解及治疗反社会者，并对他们存有同理心。因为他们可能和其他任何人一样拥有自由意志和个人责任，但他们往往对自己、对自己的自我异常残酷；这也许是一种生物学上可定义的、从对自己和对他人的感受中脱离或解离的过程。无论如何，作为一名医生，了解最后这一项特征，比了解任何其他东西都更有助于我表达对这些同胞的关怀。

　　有鉴于我们在动物行为过程中获取的关于细胞、联结和脑细胞活动模式方面的进展不断加快，这段科学旅程的未来不仅将引导我们理解和治疗自己先天面对的困难和危险，而且还会引导我们去探查 "意识为何"问题，这是能与"生来为何"这一问题相媲美的、宇宙中深邃的奥秘之一。

　　2019年，光遗传学技术开始以一种全新的方式实现对哺乳动物行为的控制，它不再只是依据细胞类型控制细胞（这是光遗传学技术最初15年的工作重点），还允许控制许多单细胞的活动，或单独的特定神经元。现在，我们可以随意挑选数十个或数百个单细胞进行光遗传学控制，而这些细胞都是根据它们的位置、类型，甚至它们在经验过程中表达的自然活动，从数百万个临近细胞中挑选出来的。

　　这样的效应是通过开发新的显微镜实现的，包括基于液晶的全息设备。这些机器超越光纤，将全息图像作为光和大脑之间的接口，实现了技术上的巨大飞跃，允许对复杂的光分布进行某种雕刻塑形，甚至是在三维空间中，实现在小鼠等哺乳动物行为过程中控制单个生产视蛋白的神经元。

该方法的其中一个应用是，我们可以使完全身处黑暗的动物，表现得像看到我们想要它们看到的东西一样。例如，我们可以挑选通常对视觉环境中的垂直（而不是水平）条纹有反应的细胞，然后在没有任何视觉刺激的情况下，借助光遗传学技术，用我们的全息光点激活这些细胞，测试小鼠是否表现得像有垂直条纹存在。结果小鼠和小鼠的大脑都表现得像垂直条纹真实存在一样；再观察初级视觉皮层（皮层中最先接受来自视网膜信息的那一部分）中成千上万的单个神经元的活动，我们发现这个神经回路的其余部分，包括数量庞大的细胞与复杂结构，也显现出与真正看见垂直（而不是水平）条纹时的自然感知相同的表现。

我们会发现，此时我们正处在一个惊人的突破点上：我们可以挑选出在体验过程中自然活跃的细胞群，然后（使用光和单细胞光遗传学技术）在没有体验的情况下嵌入它们的活动模式；当我们这样做时，动物（和它们的大脑）都会自然地表现出它们在感知真实刺激时的行为。无论感官刺激是自然的，还是完全由光遗传学技术提供的，动物表现出的行为判别都是相似的，而大脑不同部位对感觉的判别，包括细节、实时性、细胞级别的内部表现，也都是类似的。综上所述，在我们可及的认知范围内，我们直接嵌入了类似于自然行为和自然内部表征所定义的特定感觉（当然需要特别注意，我们永远无法知道另一个动物，不管是不是人类，在主观上的经历是什么）。

我们接着想知道：我们需要刺激多少个细胞，就可以模拟出"感觉"，结果我们发现只要一小撮，甚至二到二十个细胞就够了（具体数量取决于动物被训练的程度）。如此少的细胞就足以完成这样的工作，以至于我们不得不提出新问题：为什么哺乳动物不会因为神经细胞放电而分散注意力？为什么我们的大脑不会常常被这些细胞同步放电事件误导而产生错觉？这种情况可能会发生在某些人身上，比如查尔斯·邦纳综合征（Charles Bonnet syndrome）患者：成年期遭遇失明的人，可能会出现复杂的视觉幻觉；患有邦纳综合征的患者，他们的视觉系统仿佛觉得一切都太安静了，于是试图从噪声中创造出某些东西，任何东西。我在退伍军人医院治疗过一个患有这种综合征的患者。他是个和蔼可亲的老退伍军人，完全失明，他会看到完全成形的幻觉，通常是中等距离外的绵羊和山羊在无害地吃草。我们发现他的幻觉可以用一种叫作丙戊酸的抗癫痫药物来控制，但最后我们没有给他开处方就让他出院了。他那贫乏的视觉皮层决定为他提供一个虚构的画面，而他也对此产生了依赖感。

更宽泛地说，大脑内任何部位都可能存在这种由少数细胞自发形成的错误关联，而且它可能是许多精神疾病的发病原理，从精神分裂症的听觉幻觉，到抽动障碍和图雷特综合征无法控制的运动和思维症状，再到进食障碍和焦虑症那失去控制的认知。哺乳动物的大脑处在一种危险状态，随时可能将噪声当作信号来处理——对研究哺乳动物自然行为变异的基础神经科学和临床精神病学而言都是很重要的观点。

在多细胞和单细胞控制技术的发展下，在科学和医学之外，我们突然有了一个更好的角度来回答围绕主观意识的哲学难题。哲学思想实验

（Gedankenexperiment，物理学家恩斯特·马赫和阿尔伯特·爱因斯坦可能会这样称呼，而且这个实验至少可以追溯到伽利略）就此迎来新的生机。这个实验的公式和讨论都相当古老，而这个古老故事的现代版本可能会用以下文字来描述：

假设人们可以在某一段时间内，控制具有主观感受的动物大脑中每一个细胞的精确活动模式，譬如运用单细胞光遗传学技术，控制一种愉悦的、强烈的带有奖励性质的内部感觉。再假设这种控制甚至可以通过事先观察和记录同一动物自然暴露于真实的奖励刺激时的活动模式，进一步形成更精确的控制，就像我们已经在视觉皮层中对简单的视觉感知进行控制一样。

于是这看似微不足道的问题就产生了：动物会不会感受到同样的主观感觉？我们已经知道，一只小鼠的行为和它的视觉皮层都会表现得好像它接受并处理了真实的刺激，但动物是否也会感受到同样的内部意识，体验到超越信息本身的质感，就像自然的主观意识一样，而唯一的差别只在于它是人造的？

首先，这只是一个思想实验，我们当然不可能完全理解另一个人的主观感受，甚至不可能完全理解另一个人，我们也还没有如设想的那样实现完全控制。但是，就像爱因斯坦最初有力地阐明了相对论的思想实验，我们的这个思想实验会迅速把我们带向一个概念危机，而这个危机的最终解决方案可能对我们意义非凡。

问题是，答案既不可能是否定的，也不可能是肯定的。如果答案是

"否"，则意味着主观感觉比大脑中的细胞活动模式更多，因为在思想实验中，我们已经假设允许将细胞活动模式与所有生理现象进行精准匹配，包括神经调节递质、生物化学事件等，它们都是神经活动的自然后果。因此，我们没有一个架构能理解这个答案为什么是否定的。大脑细胞怎么可能做出超出它们能力范围的事呢？

如果答案是肯定的，则同样带来令人不安的问题。如果能主动控制所有的细胞，并且赋予主观感受，那么这些细胞没有理由都放在动物的头里。它们可以分布在世界各地，以同样的方式，在同样的相对时间，在尽可能拉长的时间段内进行控制，而主观感觉仍会以某种方式被动物，一个不再以任何离散的物理形式存在的动物感受到。在自然界的大脑中，神经元彼此距离很近，或者相互连接，只是为了相互产生影响。但在这个思想实验中，神经元已经不再需要相互影响；这种影响的效果，在任何时间段内，都已经可以由人工刺激产生了。

这个答案在直觉上似乎也是错误的，尽管我们无法确定它究竟是哪里错了；它似乎没有通过荒诞测试。散布在世界各地的单个神经元如何能在小鼠或人类的内心产生感觉？它们又为什么要这样做？这个问题之所以有趣，只是因为我们在思考的是一种内在感觉。如果我们把一个篮球分成一千亿个像细胞一样的零部件，散布在世界各地，并且能单独控制它们，实现与原来篮球弹跳过程中产生的移动一样的控制，那么就不会有关于这个新的系统是否感觉到它在弹跳的哲学辩论，毫无疑问的答案是：和最初的篮球的弹跳完全一样。

等着我们的是一个哲学问题，而光遗传学技术已经为这个问题提供了清晰明确的框架。关于大脑，肯定存在许多这样的奥秘，比如我们内在主观状态的性质就不属于当下的科学框架。这些问题很深奥，没有答案，但现在是时候提出一些更恰当的问题了。

这些被称作感知或感觉的主观状态，并非只是抽象或学术概念而已。它们是本书的核心，也是它们多年前首次将我带入精神病学，每一种状态都与自己的投射密不可分，其跨越了时间，也许跨越几秒钟，也许跨越几代人。这些主观体验是我们共同身份的基础，它定义了我们作为人类一起走过的路，即使这条路最终只是作为故事，在书里，在围绕着篝火的时候被分享传颂。

鸣 谢

我深深地感谢这么多帮助我完成这项工作的人，他们在困难时为我提供了动力和能量。

衷心感谢Aaron Andalman、Sarah Caddick、Patricia Churchland、Louise Deisseroth、Scott Delp、Lief Fenno、Lindsay Halladay、Alizeh Iqbal、Karina Keus、Tina Kim、Anatol Kreitzer、Chris Kroeger、Rob Malenka、Michelle Monje、Laura Roberts、Neil Shubin、Vikaas Sohal、Kay Tye、Xiao Wang和Moriel Zelikowsky提供的记录和批评，还有我那敏锐又不知疲倦的文学经纪人Jeff Silberman，以及我那细心周到的编辑和出版人Andy Ward，他们将这些故事出版的信念总是比我的信念还坚定。

我最感谢的是所有与我分享这条道路的人，是他们将自己的故事与我的故事在某个时间点上融合在一起。

译后记

普天同庆！通往幸福快乐之路的一切阻碍已经被清除了！ 国家科技部的最新发现：想象力源自脑桥里一个微不足道的神经节。只要通过X射线对这个神经节进行三次烧灼手术，你的想象力就可以被永远彻底地根除了！ 你将成为完美的人。你会变得和机器一样。通往百分之百幸福快乐的路已经被打通了。赶紧，所有人——无论老少，赶紧去接受那伟大的手术。赶紧去会堂里，接受那伟大的手术。伟大的手术万岁！大一统王国万岁！恩主万岁！

——叶甫盖尼·扎米亚京《我们》

阅读卡尔的书，对我而言是一个自我疗愈的过程。书里的每一个章节都围绕某个人和某种疾病展开。每一个故事都会让我想起自己生命中的某个人。抑郁症的故事，让我想起我在比利时求学时认识的挚友。躁狂症的故事中，那位疯狂想着保家卫国的老人，让我想起我的父亲。边缘型人格障碍患者的故事，让我想起我的侄儿，他同样饱受家庭破碎所带来的痛苦。关于精神分裂症和厌食症的故事，让我想起我以前的患者，他们是我成为功能神经外科医生后，最初的研究治疗对象。痴呆症让我想起我的母亲。还有一个故事，让我想起我自己。当然需要在此特别澄清，这些联想并非基于"这个人曾经得过那个病"如此一一对应、对号入座的关系。工作以外，我的生活周遭没有那么多精神病患者（我想）。但是不知何故，卡尔的文字就会让我想起他们。出现的记忆也不只是他们的个人信息而已。我脑海里浮现的，是我们一起经历过的某件事，或是某个抽象感受，是属于我和他们之间特有、共有的感受。说到底，是我们之间的联结。这些事件和感受，在卡尔的文字将它们从我的记忆中召唤出来以前，是带有某种负面阴郁色彩的；它们浮现在我意识中的那个当下，我并没有感到特别开心（有点类似扫除日搬开沙发椅的那一瞬间）。我顺着卡尔的叙述继续阅读下去，直到最末页的最后一行字。家人还是家人，朋友还是朋友，我也还是我；我和这些人之间的联结也都还在那儿，本质上没有发生任何变化。随着时间的推进，这些联结再度被淹没在意识之下，但是我依稀明白，当我下次再见到它们的时候，它们将不再只是个带有负面阴郁色彩、只想将其一脚扫到沙发底下去的东西而已了。

卡尔的文字之所以具有这样的疗愈作用，不只是因为他是医生，不只是因为他解释了这些疾病的临床症状与标准治疗方案。其文字之于我有这样的作用，是因为它是真实的。而这份真实，不只是停留在"故事的真实可靠性"或者"科学的准确性"这一层面上而已。它的真实，具有某种更加深沉的力量，具有一种不惜掏心挖肺将自己剖开来，也要把故事说完整的勇气。

卡尔是斯坦福大学的明星教授，是神经科学界的超级巨星，他发明的技术已经获得除诺贝尔奖以外几乎所有的重要科学奖项（学术界也几乎一致认为，他获得诺贝尔奖只是迟早的事）。但在这本书里，我看到了卡尔的另一面：他身为单亲爸爸的一面，他脆弱的一面，他痛苦的一面，他初入杏林时青涩的一面，他为病人的病痛感同身受的一面，他身为人的一面，他和我共有的一面。任何故事，只要是真实的，就是弥足珍贵的故事，在当今社会尤其如此。卡尔真实的文字触碰到了过去我内心某些不想去面对的东西，给了我勇气去直视自己的内心世界。读完卡尔的书，我虽然并没有被治愈，但是至少感觉好些了。

作为译者，我能做的其实也只是把这份真实从一种语言转换为另一种语言而已。转换的工序是类比的，过程难免失真，还请读者谅解。

本书所涵盖的领域之宽广（包含但不限于心理学、精神病学、神经生物学、遗传学、生物工程学、生物演化学、物理学、考古学、社会学、法学、哲学），随手挑一段章节出来做延伸探讨，都值得为此再写一篇后记。书中每一个章节开头，都从经典文学作品中摘取一段作为引子。我索性东施效颦，摘取了俄罗斯作家扎米亚京的反乌托邦经典名著《我们》里的一段文字，作为我译后记的开头。在扎米亚京的故事中，为了成为更加"完美"的公民，所有人都接受了一种旨在消除想象力的脑手术。身为一名神经外科医生、神经科学家，以及一位地球公民，身处科技与人性的对立越发激化的年代里，我想将这段引子放在此处再适合不过。

　　我要感谢雨珈和远哲把这本书介绍给我；感谢张老师、陈老师、朱老师、喆哥和鸿杰为我的翻译工作提供各种支持；感谢可以居主人在翻译过程中为我提供食宿；感谢耐力和宝树在我遇到瓶颈的时候为我指明方向。还要特别感谢饶毅教授在百忙之中为此中译本写推荐序。

　　　　　　　　　　　　　　　　2022年春，记于杭州贴沙河岸